W0253722

Möglichkeiten und Grenzen der antineoplastischen Therapie 1

Bronchialkarzinom Mammakarzinom

Herausgegeben von

K. P. Hellriegel und H. Sack

Mit Beiträgen von

K.W. Brunner F. Cavalli H.-P. Heilmann
D.K. Hossfeld T. Junginger H.O. Klein
H.-B. Makoski N. Niederle H. Pichlmaier
R. Sauer S. Seeber

Mit 25 Abbildungen

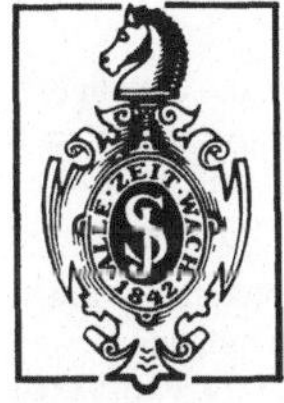

Springer-Verlag
Berlin Heidelberg New York 1983

Professor Dr. K. P. HELLRIEGEL
Krankenhaus Moabit, Turmstraße 21, D-1000 Berlin 21

Professor Dr. H. SACK
Strahlentherapeutische Klinik (Lindenburg),
Joseph-Stelzmann-Straße 9
D-5000 Köln 41 (Lindenthal)

ISBN-13:978-3-642-81951-3 e-ISBN-13:978-3-642-81950-6
DOI: 10.1007/978-3-642-81950-6

CIP-Kurztitelaufnahme der Deutschen Bibliothek
Bronchialkarzinom, Mammakarzinom / hrsg. von K. P. Hellriegel u. H. Sack. Mit Beiträgen von K. W. Brunner ... - Berlin; Heidelberg; New York: Springer, 1983. - ca. 112 S.: Ill.
(Möglichkeiten und Grenzen antineoplastischer Therapie; 1)
ISBN-13:978-3-642-81951-3

NE: Hellriegel, Klaus Peter [Hrsg.]; Brunner, Kurt W. [Mitverf.]; GT

2127/3130-543210

Inhaltsverzeichnis

Bronchialkarzinom

Mammakarzinom

Mitarbeiterverzeichnis

BRUNNER, K. W., Prof. Dr.
Institut für Medizinische Onkologie, Inselspital, CH-3010 Bern

CAVALLI, F., Privatdozent Dr.
Onkologische Abteilung, Ospedale San Giovanni, I-6500 Bellinzona

HEILMANN, H.-P., Prof. Dr.
Hermann-Holthusen-Institut für Strahlentherapie, Allgemeines Krankenhaus St. Georg, Lohmühlenstr. 5, D-2000 Hamburg 1

HOSSFELD, D. K., Prof. Dr.
Medizinische Universitätsklinik, Abteilung Onkologie und Hämatologie, Martinistr. 52, D-2000 Hamburg 20

JUNGINGER, T., Prof. Dr.
Chirurgische Universitätsklinik Köln-Lindenthal, Joseph-Stelzmann-Str. 9, D-5000 Köln 41

KLEIN, H. O., Prof. Dr.
Medizinische Universitätsklinik Köln-Lindenthal, Joseph-Stelzmann-Str. 9, D-5000 Köln 41

MAKOSKI, H. B., Privatdozent Dr.
Institut für Röntgentherapie und Nuklearmedizin, Städtische Kliniken Duisburg, Zu den Rehwiesen 1, D-4100 Duisburg

NIEDERLE, N., Dr.
Innere Universitätsklinik und Poliklinik (Tumorforschung), Westdeutsches Tumorzentrum, Hufelandstr. 55, D-4300 Essen 1

PICHLMAIER, H., Prof. Dr.
Chirurgische Klinik und Poliklinik Köln-Lindenthal, Joseph-Stelzmann-Str. 9, D-5000 Köln 41

SAUER, R., Prof. Dr.
Klinik und Poliklinik für Strahlentherapie, Krankenhausstr. 12, D-8520 Erlangen

SEEBER, S., Prof. Dr.
Innere Universitätsklinik und Poliklinik (Tumorforschung), Westdeutsches Tumorzentrum, Hufelandstr. 55, D-4300 Essen 1

Bronchialkarzinom

Einführung

H. SACK

Lungentumoren sind die häufigste Krebstodesursache bei Männern über 35 Jahren, die epidemiologischen Daten der letzten Jahre lassen erkennen, daß dies bald auch auf Frauen zutreffen wird. Zum Zeitpunkt der Diagnose hat das Bronchialkarzinom bei 70% der Patienten bereits Metastasen abgesiedelt, bei 22% in die regionalen Lymphknoten und bei 48% hämatogen. Das erklärt, warum viele Patienten innerhalb des ersten Jahres nach Diagnosestellung versterben. Aber auch bei den Kranken mit einer klinisch lokalisierten Erkrankung (17%) ist eine Überlebenserwartung von 5 Jahren eher die Ausnahme als die Regel.

Viele Hoffnungen wurden bei diesen Gegebenheiten auf die Frühdiagnose gesetzt, um den Tumor im loko-regional begrenzten Stadium der Operation zuführen zu können, die fast allein als kurative Behandlungsmaßnahme anzusehen ist. Die Frühdiagnostik hat jedoch die in sie gesetzten Erwartungen nicht erfüllen können. Feldstudien in den USA und der DDR haben eine Verbesserung der Überlebensraten nicht erreichen können. Die Möglichkeiten der Frühdiagnose sind weiterhin beschränkt, Vorsorgeuntersuchungen für die Gesamtbevölkerung sind deshalb nicht empfehlenswert.

Die folgenden Beiträge namhafter Forscher und Kliniker sollen den Stand des heute Möglichen in der Behandlung von Kranken mit Lungenkrebs diskutieren und Wege zur Verbesserung der Ergebnisse aufzeigen. Auch von den in kurativer Absicht radikal Operierten leben nach 5 Jahren nur rund 30%, nach 10 Jahren 15%. Die Operationsletalität beträgt je nach der Größe des Eingriffs 4–11%. Die alleinige Operation zeigt bei den kleinzelligen Karzinomen besonders schlechte Ergebnisse. Große Hoffnungen wurden in die Chemotherapie dieses chemosensiblen Tumors gesetzt. Die Zahl der Langzeitüberlebenden (mehr als 30 Monate ohne neue Tumormanifestation) ist aber mit 6–10% bis heute noch enttäuschend gering. Eine sorgfältige Auswahl der Patienten mit prognostisch günstigen Faktoren kann die Überlebensrate auf 20% erhöhen, ebenso erwarten wir Verbesserungen durch ein optimiertes Dosis-Zeit-Schema für den Einsatz Chemo-Strahlentherapie.

Die Strahlentherapie wurde und wird hauptsächlich in palliativer Absicht eingesetzt. Aber auch sie kann bei bestimmten Zielgruppen Heilungschancen eröffnen. Die Referate zeigen, daß wir durch stetige Bemühungen durchaus Verbesserungen in der allgemein so enttäuschenden Situation beim Bronchialkarzinom erreichen können. Der Durchbruch ist aber noch nicht in Sicht, so daß die Hygiene („weniger Rauchen“) derzeit die größte Herausforderung für Ärzte und Publizisten darstellt.

Chirurgie des Bronchialkarzinoms

T. JUNGINGER und H. PICHLMAIER

Das Bronchialkarzinom nimmt in der Bundesrepublik unvermindert zu und steht mit 25–30% an erster Stelle unter den Todesfällen an bösartigen Neubildungen [11]. Bedingt durch die große Zahl fortgeschrittener Tumorstadien und die hohe hämatogene Metastasierungsrate ist die Gesamtprognose der Erkrankung ernst. Andererseits lassen Operationen im Frühstadium eine hohe Überlebenswahrscheinlichkeit erwarten. Wesentlich bei der Planung der Therapie des Bronchialkarzinoms ist zunächst die Abklärung der Operationsindikation, die sich aus der Abgrenzung der therapeutischen Wirksamkeit gegenüber den Risiken der operativen Verfahren ergibt. Im folgenden soll zur Indikation der operativen Behandlung, den Möglichkeiten der chirurgischen Therapie sowie zur Prognose beim Bronchialkarzinom Stellung genommen werden.

Indikation zur Operation

Die Indikation zur Operation kann unter kurativen oder palliativen Gesichtspunkten erfolgen, wobei allerdings der Übergang fließend ist. Trotz vermeintlicher radikaler Tumorentfernung bestimmen bei der Mehrzahl der Kranken (82% der Verstorbenen [11]) hämatogene Metastasen das weitere Schicksal.
Unter kurativer Zielsetzung ist die Operation immer angezeigt, sofern nicht prognostische, technische oder biologische Gründe dagegen sprechen. Hierzu gehören nachgewiesene hämatogene, pleurale oder lymphogene (kontralateral, supraclavikulär) Fernmetastasen, der Tumoreinbruch in die Aorta, die Vena cava superior oder den Ösophagus sowie die therapieresistente manifeste Herzinsuffizienz, der kurze Zeit zurückliegende Herzinfarkt und schwere Lungenfunktionsstörungen.
Zwischen diesen klaren Kontraindikationen und der Indikation zur Operation gibt es vielfach Grenzsituationen, die kontrovers beurteilt werden und in denen die Entscheidung nur in Kenntnis aller relevanter Faktoren wie Allgemeinzustand, kardiale und pulmonale Funktion, Tumortyp und Tumorausbreitung, Ausmaß des Eingriffs und Erfahrung des Operateurs, getroffen werden kann. In folgenden Situationen ist die Indikationsstellung grenzwertig:

1. Mediastinale Lymphknotenmetastasen (N 2)

Bis zu 30% der Patienten mit nicht-kleinzelligem Bronchialkarzinom haben mediastinale Lymphknotenmetastasen [14]. Die prognostische Bedeutung dieses Befundes wird unterschiedlich gesehen.

Berg et al. [2] betonen die niedrige Überlebensrate bei extranodalem Lymphknotenbefall. Irlich et al. [9] wiesen auf den Palliativcharakter jeder Maßnahme bei mediastinalen Lymphknotenmetastasen hin. Freise et al. [8] beobachteten bei hilärem oder paratrachealem Lymphknotenbefall eine 5-Jahresquote von 13%, Naruke et al. [16] von 19% und Kirsh et al. [10] bei Resektion und Nachbestrahlung eine Quote von 20%. In einer prospektiven Studie [15] betrug die 4-Jahresquote nach Entfernung des Tumors und aller erreichbaren mediastinalen Lymphknoten 38%, wobei die Prognose um so günstiger war, je weniger ausgedehnt die Lymphknoten befallen waren und die Mehrzahl dieser Patienten zusätzlich postoperativ bestrahlt wurde. Diese Ergebnisse sprechen eindeutig für die operative Therapie auch bei ipsilateralen mediastinalen Lymphknotenmetastasen, sofern nicht andere Faktoren eine Thorakotomie verbieten. Die Lymphknotendissektion sollte nicht nur aus therapeutischen, sondern auch aus diagnostischen Gründen grundsätzlich erfolgen, um das Erkrankungsstadium erfassen und die Prognose beurteilen zu können.

2. Kleinzelliges Bronchialkarzinom

Das kleinzellige Bronchialkarzinom unterscheidet sich von den übrigen histologischen Tumortypen u. a. durch den ungünstigeren klinischen Verlauf und die bessere Beeinflußbarkeit durch Radio- und Chemotherapie, die in ihrer Kombination der alleinigen operativen Therapie überlegen sein dürften [4]. Dies führte in einigen Kliniken zum grundsätzlichen Verzicht auf eine operative Maßnahme bei diesen Tumoren. Die Schwierigkeit der präoperativen zytologischen oder histologischen Tumortypisierung spricht u. a. jedoch für die operative Entfernung peripherer Karzinome, sofern keine lymphogenen oder hämatogenen Metastasen nachweisbar sind.

3. Befall von Nachbarorganen

Die Erweiterung der Resektion bei Tumorinfiltration von Brustwand, Zwerchfell, Perikard oder Bifurkation kann trotz erhöhten Operationsrisikos gerechtfertigt sein, wenn im vorliegenden Fall eine begrenzte Überlebenschance erwartet werden kann. Auch die ipsilaterale Rekurrensparese schließt vor allem bei fehlenden Lymphknotenmetastasen ein mehrjähriges Überleben nicht aus [17]. Die Resezierbarkeit des Tumors ist präoperativ nicht immer abzuklären und sollte im Zweifelsfall durch Probefreilegung überprüft werden.

4. Allgemeine Risikofaktoren

Die Mehrzahl der Patienten mit Bronchialkarzinom ist älter und weist entsprechende Begleiterkrankungen auf. Da die Belastung einer Lobektomie mit zunehmendem Alter im Gegensatz zur Pneumonektomie weniger ansteigt [13], werden Radikaloperationen auch bei älteren Patienten oder Kranken mit zusätzlichen Leiden bis zum Ausmaß einer Lobektomie möglich. Wesentlich für die Beurteilung des Risikos ist die präoperative Diagnostik der kardialen und pulmonalen Situation durch Belastungselektrokardiogramm, Lungenfunktion

und Perfusionsszintigramm. Im Zusammenhang mit Anamnese und klinischer Untersuchung lassen sich für die einzelnen Verfahren Toleranzgrenzen finden, wenngleich kein Parameter mit absoluter Sicherheit die postoperative Leistungsbreite voraussagen kann.
Unter palliativen Gesichtspunkten kann die Tumorresektion indiziert sein bei Arrosionsblutung, Abszedierung oder Schmerzen, zur Verbesserung der Lebensqualität als Alternative zur Strahlentherapie. Die inkomplette Tumorresektion ist mit einem hohen Risiko bei ungünstiger Prognose belastet [18]. Nach Flehinger et al. [7] betrug die 4-Jahresquote nach unvollständiger Tumorresektion bei 99 Patienten 8% im Gegensatz zu 65% bei kompletter Tumorentfernung. In Kombination mit einer Nachbestrahlung wurden von Deeley [5] 3-Jahresquoten von 12%, von Krummhar et al. [12] 5-Jahresraten von 20% berichtet. Offen für prospektive Studien ist die Frage, ob bei Tumorgeneralisierung die Entfernung einer resezierbaren Geschwulst in Kombination mit einer postoperativen Bestrahlung oder Chemotherapie sinnvoller als das nicht operative Vorgehen ist.

Operationsverfahren

Der Anstieg des Operationsrisikos und der postoperativen Morbidität mit dem Ausmaß des Lungenparenchymverlustes begründet ein differenziertes operatives Vorgehen mit dem Ziel, tumorfreie Lungenlappen, soweit unter onkologischen Gesichtspunkten möglich, zu erhalten.
Standardverfahren bei der Behandlung des Bronchialkarzinoms sind die Lobektomie und die Pneumonektomie, die zumindest bei peripheren, allseits von tumorfreiem Parenchym umgebenen Tumoren und bei Fehlen lymphogener Metastasen als gleichwertige radikal-chirurgische Verfahren angesehen werden können. Das geringere Operationsrisiko, die niedrigere postoperative Morbidität und die ähnliche Spätprognose sprechen für die Bevorzugung der Lappenresektion. Die Indikation zur Lobektomie kann erweitert werden, wenn bei stammbronchusnahen Oberlappenkarzinomen eine Bronchusmanschette, evtl. auch ein Segment der Art. pulmonalis, reseziert werden. Einer regionalen Lymphknotenmetastasierung wird bei der Differentialindikation zwischen Lobektomie und Pneumonektomie unterschiedliche Bedeutung beigemessen [6]. Wir schließen bei lokalen Lymphknotenmetastasen eine lappenerhaltende Operation nicht aus, da die Lymphknotendissektion wie bei einer Pneumonektomie erfolgen kann.
Die Pneumonektomie ist indiziert, wenn der Tumor die Lappengrenze soweit überschritten hat, daß auch durch Bilobektomie eine adäquate Tumorentfernung nicht möglich ist, oder wenn der Stammbronchus erfaßt ist.
Lappenteilresektionen (Keilexzisionen oder Segmentresektionen) finden bei Patienten mit kleinen peripheren Bronchialkarzinomen, bei denen in seltenen Fällen aus funktionellen Gründen eine Lobektomie nicht vertretbar ist, Anwendung. Auch hierbei sollte eine Lymphknotendissektion angestrebt werden, um Rezidive zu vermeiden [7].

Das operative Risiko lungenchirurgischer Eingriffe konnte in den letzten Jahren durch Anwendung des Klammerapparates gesenkt werden. Hierdurch sind ein sicherer Verschluß des Bronchus und des Parenchyms möglich und eine Bronchusstumpfinsuffizienz weitgehend vermeidbar, wie sich auch am eigenen Krankengut zeigt (Tabelle 1). Bei 44 Resektionen mit dem Klammernahtgerät kam es nur einmal zu einer Bronchusstumpfinsuffizienz.

Tabelle 1. Klammernähte bei Lungenresektionen (Chir. Klinik, Köln-Lindenthal, 1981 – 30. 11. 1982)

Diagnose	n	Operation	n
Lungenzyste	1	Atypische Resektion	13
Bronchiektasen	2	Segmentresektion	3
Hamartom	2	Lobektomie	19
Karzinoid	2	Bilobektomie	6
Mesotheliom	2	Pneumonektomie	3
Pancoastumor	1		
Lungenmetastasen	13		
Bronchialkarzinom	19		
	42		44

Prognose des Bronchialkarzinoms

Die Prognose des Bronchialkarzinoms ist in erster Linie davon abhängig, ob es gelingt, den Tumor radikal zu entfernen. Auf die ungünstige Prognose nach inkompletter Tumorresektion wurde hingewiesen [7]. Weitere prognostische Faktoren sind das Tumorstadium sowie der histologische Tumortyp. Im Stadium 0 (Carcinoma in situ oder mikroinvasives Karzinom) beträgt die 5-Jahresquote operierter Kranker 85–100% [7, 20] (Abb. 1). Im Stadium I (T1, N0–N1, T2 N0) werden 5-Jahresüberlebensraten zwischen 60 und 75% berichtet. Im Stadium II und III ist die Prognose wesentlich ungünstiger. Unter den einzelnen histologischen Typen hat das kleinzellige Bronchialkarzinom die ungünstigste Prognose. Im Krankengut der AJC [1] war die Prognose des Plattenepithelkarzinoms günstiger als die des Adenokarzinoms, während Freise [8] und Utkin [19] gegenteilige Beobachtungen mitteilten. Die gute Prognose des Bronchialkarzinoms im Stadium I wirft die Frage nach geeigneten Methoden zur Erfassung von Tumoren in diesem Stadium auf. Durch Röntgenreihenuntersuchung [3] und Kombination mit Sputumuntersuchungen [7] ist es möglich, die Zahl asymptomatischer Patienten im Frühstadium zu steigern, die Resektionsquote in diesem Kollektiv zu erhöhen und damit die Prognose zu verbessern. Nachdem bei einem erheblichen Teil der Patienten Tumoren zwischen den Untersuchungsterminen erfaßt werden mit entsprechend schlechter Prognose, muß derzeit offen bleiben, in welcher Höhe die Lebenserwartung des Gesamtkollektivs verbessert wird. Hinzu kommt, daß bei Erkennung im Frühstadium die Ge-

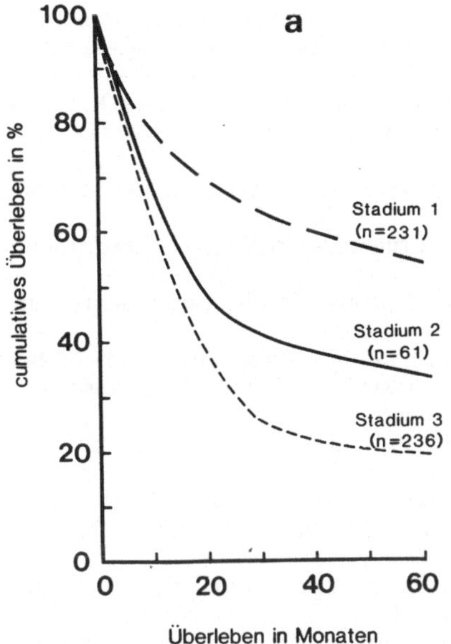

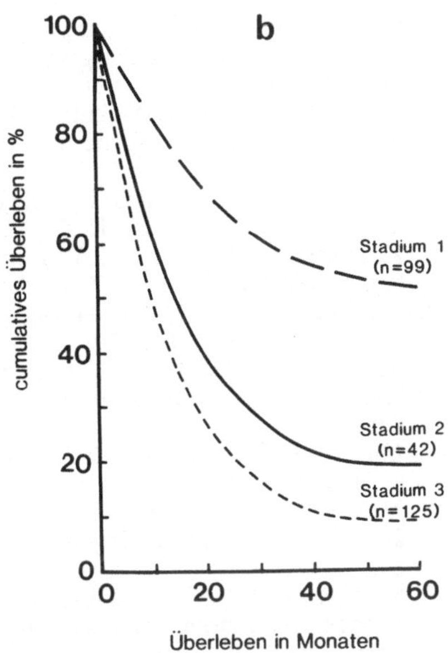

Abb. a/b. Überlebensraten nach operativer Therapie des Bronchialkarzinoms **a** Plattenepithelkarzinom; **b** Adenokarzinom. (AJC Report, 1979)

fahr von multizentrischen und Zweikarzinomen besteht, was eindeutig auf die Notwendigkeit präventiver Maßnahmen hinweist, um das Auftreten der Erkrankung zu vermindern.

Literatur

1. American Joint Committee for Cancer Staging and End Results Reporting, Chicago, 1979
2. Bergh NP, Schersten T (1964) Bronchogenic carcinoma: A follow up study of a surgically treated series with special reference to the prognostic significance of lymph node metastases. Acta Chir Scand 347: 1
3. Brett GZ (1969) Earlier diagnosis and survival in lung cancer. Brit Med J 4: 260
4. Brunn PA, Cohen MH, Ihde DC, Fossieck BE, Matthews MJ Minna JD (1977) Commentary advances in small cell bronchogenic carcinoma. Cancer Treatm Rep 61: 333
5. Deeley ThJ (1974) Radiotherapy of carcinoma of bronchus. Cancer treatment Rev 1: 39
6. Dittrich H (1974) Bronchialkarzinom. In: Indikation zur Operation. Heberer G, Hegemann G (Hrsg) Springer, Berlin-Heidelberg-New York
7. Flehinger BJ, Melamed MR, Zaman MB, Heelan RT, Perchick W, Martini N (1981) Resectability of lung cancer and survival in the New York lung cancer detection program. World J Surg 5: 681
8. Freise G, Gabler A, Liebig S (1979) Bronchial carcinoma and long-term survival. Retrospective study of 433 patients who underwent resection. Thorax 33: 228

9. Irlich G, Schulte HD, Schappei KD (1976) Behandlungsergebnisse beim Bronchialkarzinom mit histologisch positivem Befund bei der Mediastinoskopie. Thoraxchirurgie 24: 345
10. Kirsh M, Rotman H, Argenta L, Bove E, Cimmino V, Tashian J, Fergusin P, Sloan H (1976) Carcinoma of the lung: Results of treatment over ten years. AnnThoracSurg 21: 371
11. Konrad RM, Ammedick U, Schremmer C-N (1982) Präoperative Chemotherapie des Bronchialcarcinoms. Krebs-Medizin 3: 23
12. Krummhaar D, Zinser I, Mollinedo I (1977) Ergebnisse palliativer Resektionen beim Bronchialkarzinom. Fortschr Med 95: 1671
13. Latarjet M, Bes I (1970) The surgical treatment of primary bronchopulmonary cancer. Act probl chir 14: 489
14. Martini N, Flehinger BJ, Zaman MB, Beattie jr. EJ (1980) Prospective study of 445 lung carcinomas with mediastinal lymph node metastases. J Thorac Cardiovasc Surg 80: 390
15. Martini N, Flehinger BJ, Zaman MB, Beattie EJ (1981) Results of surgical treatment in N_2 lung cancer. World J Surg 5: 663
16. Naruke N, Suemasu K, Ishikawa S (1978) Lymph node mapping and the curability at various levels of metastasis in resected lung cancer. J Thorac Cardiovasc Surg 76: 832
17. Schamaun M (1971) Möglichkeiten und Grenzen der operativen Behandlung des Bronchialkarzinoms. Schweiz Med Wschr 101: 773
18. Shields ThW (1974) The fate of patients after incomplete resection of bronchial carcinoma. Surg Gynec Obstet 139: 569
19. Utkin W (1979) Spätergebnisse der Chirurgie des Bronchialkarzinoms. Zbl Chirurgie 104: 91
20. Woolner LB, David E, Fontana RS, Andersen HH, Bernatz PE (1970) In situ and early invasive bronchogenic carcinoma. Report of 28 cases with postoperative survival data. J Thorac Cardiovasc Surg 60: 275

Chemotherapie des kleinzelligen Bronchialkarzinoms

S. SEEBER und N. NIEDERLE

Das kleinzellige Bronchialkarzinom wird den übrigen histologischen Entitäten maligner Bronchialtumoren wegen verschiedener tumorbiologischer Besonderheiten gegenübergestellt: Es ist gekennzeichnet durch eine rapide Proliferation mit entsprechender kurzer Tumorverdopplungszeit [1], einen hohen Markierungsindex [2] und eine große Wachstumsfraktion [3]. Diese Eigenschaften sind für die bekannte Chemotherapie- und Radiotherapiesensitivität mitverantwortlich. Pathologisch-anatomisch sind kleinzellige Bronchialkarzinome durch stromaarme, dichtgepackte Infiltrate aus fusiformen, polygonalen oder lymphozytenähnlichen ("oat cell") Zellen charakterisiert, welche sich bevorzugt entlang der submukösen Lymphwege ausbreiten und eine diffuse Schwellung der Mukosa bewirken. Die Zellen des kleinzelligen Bronchialkarzinoms entstammen mit großer Wahrscheinlichkeit dem APUD-System ("amine precursor uptake and decarboxylation"), welches seinerseits vom Neuralrohr, der Neuralleiste und dem primitiven Entoderm abgeleitet und dadurch in den verschiedenen Organsystemen ausgeprägt ist: innersekretorische Drüsen, spezialisierte Nervengewebe, Urogenitaltrakt, Gastrointestinaltrakt und Respirationstrakt [4]. Elektronenmikroskopisch finden sich in den Tumorzellen charakteristische (wahrscheinlich neurosekretorische) Granula [5]. Kürzlich wurde ein besonderes zytogenetisches Merkmal in praktisch allen Metaphasen von 12 kultivierten Zellinien menschlichen kleinzelligen Bronchialkarzinoms gefunden: es handelt sich um die Deletion 3P (14–23), eine Verkürzung des dritten Chromosoms im Bereich des kurzen Armes, welche bisher in Bronchialkarzinom-Zellinien nicht-kleinzelligen Typs nicht nachweisbar war und welche sich auch bei kultivierten Lymphoblasten der betreffenden Patienten nicht nachweisen ließ [6].

Eine vaskuläre Invasion ist beim kleinzelligen Bronchialkarzinom häufig vorhanden, ein primär zentraler Sitz sowie eine frühzeitige hämatogene Dissemination sind die Regel [7]. Autoptische Studien dokumentierten Metastasen in Leber, abdominellen Lymphknoten und Nebennieren in über 50% der Patienten, Metastasen in Lunge, Pleura, Pankreas, Niere, Knochen, Knochenmark und Zentralnervensystem in über 25% der Patienten, und schließlich Metastasen in Hypophyse, Testes, Schilddrüse, Herz und Subkutangewebe in etwa 5–10% der Patienten [8].

Nicht zuletzt aus diesen Gründen war seitens der internistischen Onkologen lange Zeit die Meinung vertreten worden, daß die Diagnose eines kleinzelligen Bronchialkarzinoms eine erfolgreiche chirurgische Behandlung von vorneherein ausschließt [9].

Bereits seit den frühen 70er Jahren war durch Studien von Alberto [10], Selawry et al. [11], Livingston et al. [12, 13], Eagan et al. [14] und anderen klargeworden, daß eine kombinierte Chemotherapie bei der Behandlung des kleinzelligen Bronchialkarzinoms gegenüber den früheren monotherapeutischen Versuchen deutliche Vorteile bringt. Die Simultananwendung von drei bis vier verschiedenen zytostatischen Substanzen schien nach den Untersuchungen von Alberto [10] günstiger als eine sequentielle Verabreichung derselben Medikamente zu sein. Nachdem aus den Daten der Veterans Administration Lung Study Group hervorging, daß kleinzellige Bronchialkarzinome unbehandelt nur eine sehr kurze Überlebenszeit (2–4 Monate) erwarten lassen, ergaben die ersten Polychemotherapiestudien mit mittleren Überlebenszeiten von 8–9 Monaten eine signifikante, wenngleich begrenzte Lebensverlängerung [15]. In diesen Untersuchungen war jedoch klargeworden, daß Vergleiche von Ansprechraten und Überlebenszeiten gerade beim kleinzelligen Bronchialkarzinom in ganz besonderer Weise von den bisher als wesentlich erkannten prognostischen Faktoren abhängen. Zu diesen zählen

1. das Ausbreitungsstadium bei Inoperabilität ("limited" versus "extensive disease"),
2. der Allgemeinzustand (nach Karnofsky) und
3. das Gewichtsverhalten (Gewichtsabnahme über 10% des Körpergewichts innerhalb der letzten 4–6 Monate vor Therapiebeginn).

Fast alle derzeit gängigen zytostatischen Substanzen haben eine gesicherte monotherapeutische Wirksamkeit beim kleinzelligen Bronchialkarzinom. Nur ein kleiner Teil der zahlreichen Kombinationsmöglichkeiten ist bisher in größeren Serien untersucht worden. Wohl die größte Bedeutung haben die sogenannten „ACO"-Protokolle erlangt, welche ursprünglich auf Studien am M.D.-Anderson-Hospital in Houston [16] und auf die Studien von Livingston [12, 13] zurückgehen.

Am Westdeutschen Tumorzentrum Essen wurden seit Januar 1976 zunächst 50 ambulanzfähige Patienten mit inoperablem kleinzelligem Bronchialkarzinom mit dem Protokoll „ACO I plus RT" behandelt. Diesem Protokoll liegt ebenfalls die Kombination Adriamycin (60 mg/m^2 an Tag 1 i.v.), Cyclophosphamid (250 mg/m^2/Tag an den Tagen 1–5) und Oncovin (1,5 mg an den Tagen 1 und 8 i.v.) zugrunde, es war zunächst für alle Medikamente ein mittlerer Dosisbereich gewählt worden. Nach drei Kursen Chemotherapie in dreiwöchigen Abständen folgte eine Hochvoltbestrahlung auf Primärtumor, Mediastinum und ipsilateralen Hilus, im Falle von "limited disease" auch auf das Gehirn in einer Herddosis von je 30 Gy. Die Chemotherapie wurde 4 Wochen nach Ende der Strahlentherapie zunächst erneut mit „ACO" über weitere zwei Kurse fortgesetzt, später folgte ein weitgehend individuelles Vorgehen, wobei Adriamycin entweder durch Methotrexat, durch das Nitrosoharnstoffderivat CCNU oder durch Etoposid ersetzt wurde. Die in diesem Protokoll ausgewerteten Patienten stellten sicherlich eine günstige Selektion dar. Dennoch sind auch unter diesem Gesichtspunkt die Ergebnisse beachtlich: 77% Vollremissionen bei "limited disease", mittlere Überlebenszeit 20 Monate bei "limited disease" [17, 18, 19]. Eine Analyse von Rückfallmustern hatte ergeben, daß bei Patienten mit "limited disease" das Rezidiv bei ⅔ aller Rückfälle intrathorakal, meist im Bestrahlungsfeld, lokalisiert war und lediglich bei ⅓ primär metastatisch. Umgekehrt fand sich bei den Patienten mit "extensive disease" vorwiegend ein primär metastatisches Rückfallmuster (mit oder ohne zusätzliches Lokalrezidiv). Offensichtlich sind trotz des integrierten chemo-radiotherapeutischen Vorgehens die Lokalmaßnahmen beim „ACO I"-Protokoll noch ungenügend. Ob durch eine höhere Strahlendosis jedoch die Überlebenszeit verlängert werden kann, ist immer noch unklar [20, 21].

Nach wie vor muß davon ausgegangen werden, daß die Primärbehandlung beim inoperablen kleinzelligen Bronchialkarzinom nicht standardisiert ist: Art und notwendige Dauer der Induktionsbehandlung, Dosierung und zeitliche Abstimmung einer zusätzlichen Radiotherapie (deren Wert überhaupt noch abzusichern ist gegenüber der Alternative eines sequentiell alternierenden rein chemotherapeutischen Vorgehens) sowie die Frage einer Erhaltungs- bzw. Reinduktionsbehandlung sind noch nicht geklärt.

Das Folgeprotokoll „ACO II" sollte zu dieser Problematik weitere Aufschlüsse geben: die Chemotherapie wurde durch Erhöhung der Cyclophosphamid-Dosis intensiviert und auf insgesamt vier Kurse mit den Substanzen Adriamycin, Cyclophosphamid und Vincristin reduziert. Bei unkomplizierten, regional metastasierten Fällen (n = 64) erfolgte während des zweiten Chemotherapiekurses eine prophylaktische Schädelbestrahlung, nach dem vierten abschließenden Chemotherapiekurs eine konsolidierende thorakale Bestrahlung des Primärtumorgebiets, des befallenen Hilus und des Mediastinums bis zu 36 Gy, auch in solchen Fällen, bei denen bereits durch die Chemotherapie eine Vollremission erzielt werden konnte. Bei Patienten in Vollremission wurde schließlich prospektiv randomisiert geprüft, ob eine zyklische Erhaltungs-Chemotherapie mit Etoposid in einer Dosierung von 150 mg/m^2 per os an 5 aufeinanderfolgenden Tagen in drei- bis vierwöchentlichen Abständen hinsichtlich einer Remissionserhaltung Vorteile zu bringen vermag.

Bei Stratifikation in der Gruppe "extensive disease" erfolgte nach vier bis sechs Chemotherapiekursen eine erneute Reevaluation. Patienten mit kompletter Remission erhielten dann ebenfalls eine konsolidierende Radiotherapie, bei partieller Remission wurde die Therapie mit alternativen Zytostatika individualisiert. Zur Bewertung des Therapieerfolgs wurden neben den üblichen Kontrolluntersuchungen auch fiberbronchoskopische Kontrollen mit Biopsie durchgeführt. In dieser Studie konnten bei 88 von insgesamt 100 auswertbaren Patienten eine objektive Befundbesserung, bei 58 Patienten eine komplette Remission erzielt werden. Die Vollremissionsrate betrug beim Stadium "limited

Tabelle 1. Ansprechrate und Überlebenszeit
ACO II + RT beim kleinzelligen Bronchialkarzinom

	CR (%)	PR (%)	NC (%)	PD (%)	mittlere Überlebenzeit	(Monate)
"Limited disease"	74	16	10	—	14+	3–40+
"Extensive disease"	32	50	10	8	9	3–23

disease" 72%, beim Stadium "extensive disease" 33%. Die hochgerechnete mediane Überlebenszeit aller bisher behandelten Patienten beträgt 14,9 Monate, die Überlebenszeit im Stadium "limited disease" liegt bei 16 Monaten. Die Erhaltungsbehandlung mit Etoposid hatte in dieser Form keine Auswirkung auf Remissionsdauer bzw. Überlebenszeit [22]. Durch dieses Protokoll konnten somit die sehr günstigen Daten der „ACO I"-Studie trotz in diesem Falle ungünstigerer Patientenselektion weitgehend reproduziert werden (vergleiche Tabelle 1). Die Abb. 1 zeigt darüber hinaus, daß wiederum ein hochsignifikanter Unterschied in der Überlebenserwartung zwischen den Gruppen "limited disease" und "extensive disease" besteht, aus Abb. 2 geht hervor, daß das primäre therapeutische Ziel immer die Induktion einer Vollremission sein muß, da nur Patienten mit Vollremissionen eine signifikante Lebensverlängerung durch solche kombinierten Maßnahmen erwarten können.

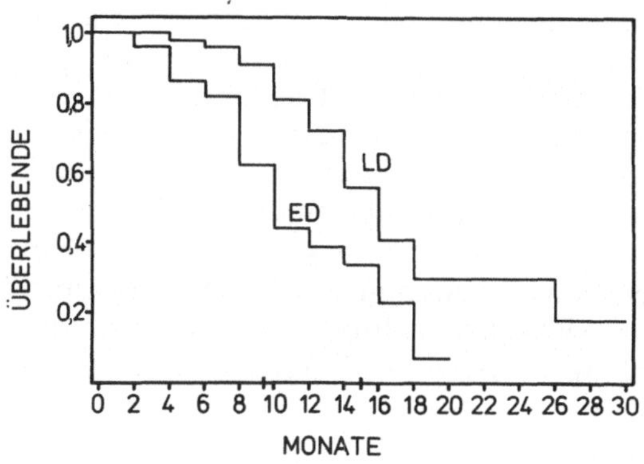

Abb. 1. Überlebenserwartung der Patienten nach Behandlung mit dem „ACO II"-Protokoll. *LD* = "limited disease" (n = 64). *ED* = "extensive disease" (n = 36). Langzeitüberlebende mit Rezidivfreiheit nach 30 Monaten finden sich nur in der Gruppe "limited disease"

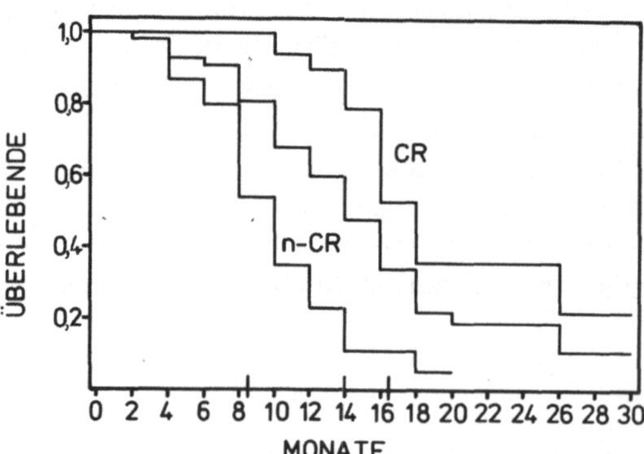

Abb. 2. Überlebenserwartung je nach therapeutischem Ansprechen der Patienten des „ACO II"-Protokolls in der Induktionsphase. *Obere Kurve:* Patienten mit Vollremission. *Mittlere Kurve:* Gesamtkollektiv. *Untere Kurve:* Patienten mit Teilremission, no-change oder primärer Progression. Diese Analyse belegt den prognostischen Wert einer kompletten Remission

Die in den beiden genannten Studien erhobenen Daten lassen sich insofern inzwischen verallgemeinern, als nach der gegenwärtigen Literatur tatsächlich bei etwa ⅔ aller Patienten Vollremissionen induziert werden und daß die Überlebensrate von Patienten mit "limited disease" durch die Chemotherapie deutlich verbessert worden ist: sie beträgt nach 12 Monaten 50–80% der behandelten Patienten, nach 2 Jahren 15–27%. Die derzeitige Chance einer dauerhaften Remission wird bei Verwendung moderner Therapieprotokolle auf etwa 7–10% veranschlagt. Aus den eigenen frühen Serien kann bereits eine Gruppe von 9 Patienten zu den sogenannten Langzeitüberlebenden gerechnet werden. Die Charakteristika dieser Patienten sind an anderer Stelle mitgeteilt worden. Es ist auffällig, daß selbst Patienten mit lokal weit fortgeschrittener Erkrankung (T_{3-4}) prinzipiell die Chance einer Langzeitremission zu haben scheinen [17].

Ein wesentliches Charakteristikum bei der Behandlung inoperabler kleinzelliger Bronchialkarzinome stellt das sehr hohe Rückfallrisiko dar. Während bei entsprechend chemotherapiesensiblen Malignomen wie den Lymphomen oder den malignen Hodenteratomen bei etwa 80–90%igem chemotherapeutischem Ansprechen und Vollremissionsraten zwischen 40 und 70% die Rückfallquoten nach klinischer Vollremission 10–30% (Hodenteratome) oder 30–50% (maligne Lymphome) betragen, ist bei Remissionspatienten im Falle des kleinzelligen Bronchialkarzinoms von einem mindestens 80%igen Rückfallrisiko auszugehen. Die Ursache dieser klinisch so ungünstigen tumorbiologischen Besonderheit ist nach wie vor unklar. Auch ist die Frage nicht beantwortet, ob die Gesamtheit der verbleibenden und wieder proliferierenden Tumorzellen im Sinne einer sekundären Chemotherapieresistenz phänotypisch verändert ist oder ob sich als Folge einer intensiven Chemotherapie in Form einer klonalen Selektion zunächst nur minimal vorhandene primär resistente Tumoranteile sekundär durchgesetzt haben.

Nachdem in der Substanz Cisplatin eine gegenüber Anthracyclinen und Vinca-Alkaloiden nicht kreuzresistente Substanz zur Verfügung steht, die durch die monotherapeutisch hochwirksame Substanz Vepesid sinnvoll ergänzt werden kann, wird im jetzigen Folgeprotokoll am Westdeutschen Tumorzentrum Essen versucht, durch eine sequentiell alternierende kombinierte Chemotherapie mit ACO bzw. Vepesid plus Cisplatin das chemotherapeutische Ergebnis in der Induktionsphase zu verbessern und die Remissionsdauer zu verlängern. Die immer noch offene Frage einer zusätzlichen Radiotherapie wird derzeit im Anschluß an die sequentiell alternierende Chemotherapie und nach Erzielen einer Vollremission prospektiv randomisiert geprüft (Abb. 3, Seeber et al., in Vorbereitung). Die ersten Erfahrungen mit diesem Protokoll zeigen, daß die Alternative aus Etoposid und Cisplatin entsprechend den bereits mitgeteilten Ergebnissen von Natale et al. (1980) gleichermaßen wirksam ist. Es bleibt zu hoffen, daß das chemotherapeutische Potential beider Kombinationen zu einer weitergehenden Tumordestruktion und folglich zu einem geringeren Rückfallrisiko führt.

Eine wesentliche Verbesserung des derzeit sicherlich erreichten chemotherapeutischen Plateaus scheint jedoch durch die zahlreichen Phase II- und Phase III-Studien herkömmlichen Musters nicht möglich zu sein. Ziel der Bemühungen muß es sein, zu einem mehr individualisierten Vorgehen zu kommen, wobei die Möglichkeiten der Heterotransplantation und der Tumorstammzellkultur in Agar jedoch noch mit größeren logistischen Problemen verknüpft sind. Zumindest sind diese wichtigen prätherapeutischen Tests bisher nur bei einem Teil der Patienten durchführbar und die Ergebnisse sind meist frühestens nach

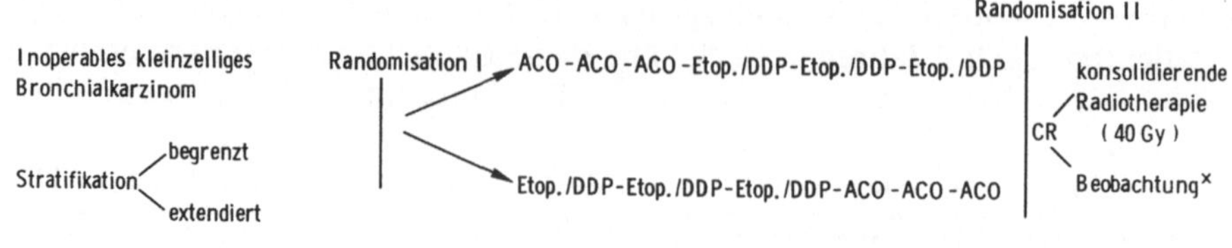

Abb. 3. Nach Stratifikation der Patienten in die prognostisch wichtigen Ausbreitungsstadien eines inoperablen kleinzelligen Bronchialkarzinoms verfolgt die prospektive Randomisation I die Fragestellung, ob die Alternativ-Kombination Etoposid/Cisplatin der ACO-Kombination gleichwertig ist bzw. ob bei unterschiedlicher Sequenz der beiden Programme unterschiedliche Ergebnisse erhalten werden. Die Randomisation II, welche nur Patienten mit Vollremission nach chemotherapeutischer Induktion betrifft, erfolgt unter der Fragestellung, ob durch eine konsolidierende Bestrahlung solcher Patienten eine weitere Überlebensverbesserung bzw. Minderung der Rückfallhäufigkeit erzielt werden kann

einigen Wochen der Tumorentnahme zu erwarten, also bereits zum Zeitpunkt des zweiten oder dritten Chemotherapiekurses. Die ersten Berichte über das chemotherapeutische Verhalten von Heterotransplantaten menschlicher kleinzelliger Bronchialkarzinome (G. Gordon Steel) lassen jedoch vermuten, daß die Sensitivitätsmuster von Patient zu Patient wechseln und daß eine Resistenz mit hoher Wahrscheinlichkeit vorausgesagt werden kann.

Literatur

1. Straus MJ (1974) The growth characteristics of lung cancer and its application to treatment design. Oncology 1:167
2. Muggia FM (1973) Correlation of histologic types with cell kinetic studies in lung cancer. Cancer Treat Rep 4:69
3. Muggia FM, Krezoski SK, Hansen HH (1974) Cell kinetic studies in patients with small cell carcinoma of the lung. Cancer 34:1683
4. Pearse AGE (1969) The cytochemistry and ultrastructure of polypeptide hormone-producing cells of the APUD series and the embryologic, physiologic and pathologic implications of the concept. J Histochem Cytochem 17:303
5. Mackey B, Osborne BM, Wilson RA (1977) Ultra-structure of lung neoplasms. In: Strauss MJ (ed) Lung cancer: Clinical diagnosis and treatment. Grune & Stratton, New York, pp 71ff.
6. Whang-Peng J, Kao-Shan CS, Lee EC (1982) Specific chromosome defect associated with human small cell lung cancer: Deletion 3p (14–23). Science 215:181
7. Selawry OS, Hansen HH (1973) Lung cancer. In: Holland IF, Frei III E (eds) Cancer medicine. Lea & Febiger, Philadelphia, p 1473
8. Matthews MJ (1976) Problems in morphology and behaviour of bronchopulmonary malignant disease. In: Israel L, Chahinian AP (eds) Lung cancer: Natural history, prognosis and therapy. Academic Press, New York, p 23
9. Mountain CF (1974) Surgical therapy in lung cancer: biologic, physiologic, and technical determinants. Semin Oncol 1:253

10. Alberto P (1973) Remissions rates, survival, and prognostic factors in combination chemotherapy for bronchogenic carcinoma. Cancer Treat Rep (3, 4) 2:199
11. Selawry O, Hansen H, Carr D, Sealy R, Simon R (1974) Improved chemotherapy for advanced bronchogenic carcinoma. Abstr 469. Proc Am Assoc Cancer Res 15:118
12. Livingston RB, Moore TN, Heilbrun L, Bottomley R, Lehane D, Rivkin SE, Thigpen T (1978) Small cell carcinoma of the lung: combined chemotherapy and radiation. A Southwest Oncology Group study. Ann Intern Med 88:194
13. Livingston RB, Einhorn LH, Bodey GP, Burgess MA, Freireich EJ, Gottlieb JA (1975) COMB (cyclophosphamide, oncovin, methyl-CCNU, and bleomycin): a four-drug combination in solid tumors. Cancer 36:327
14. Eagan RT, Maurer LH, Forcier RJ, Tulloh M (1974) Small cell carcinoma of the lung. Staging, paraneoplastic syndromes, treatment, and survival. Cancer 33:527
15. Broder LE, Cohen MH, Selawry OS (1977) Treatment of bronchogenic carcinoma. II. Small cell. Cancer Treat Rev 4:219
16. Holoye PY, Samuels ML, Smith T, Sinkovic JG (1978) Chemoimmuntherapy of small cell bronchogenic carcinoma. Cancer 42:34
17. Seeber S, Niederle N, Schilcher RB, Schmidt CG (1980) Adriamycin, Cyclophosphamid und Vincristin („ACO") beim kleinzelligen Bronchialkarzinom. Verlaufsanalyse und Langzeitergebnisse. Onkologie 3:5
18. Seeber S, Schilcher RB, Swosdyk P et al. (1980) Kombinierte Chemo- und Radiotherapie bei inoperablen kleinzellig-anaplastischen Bronchialkarzinomen. Verlaufsanalyse bei 50 Patienten. Dtsch Med Wochenschr 105:474
19. Seeber S (1981) Pro - Kontra: Kleinzelliges Bronchialkarzinom - Operation oder Chemotherapie als primäre Behandlung. Internist 22:653
20. McMahon LJ, Herman TS, Manning MR, Dean JC (1979) Pattern of relapse in patients with small cell carcinoma of the lung treated with adriamycincyclophosphamide chemotherapy and radiation therapy. Cancer Treat Rep 63:359
21. Fox RM, Woods RL, Brodie GN, Tattersall MHN (1979) A randomized study of adjuvant radiation therapy in small cell anaplastic cancer treated by combination chemotherapy (Abstr). EORTC Symp. on Progress and Perspectives in Lung Cancer Treatment, Brussels 1979, p 59
22. Niederle N, Krischke W, Schulz U, Schmidt CG, Seeber S (1982) Untersuchungen zur kurzzeitigen Induktions- und zyklischen Erhaltungstherapie beim inoperablen kleinzelligen Bronchialkarzinom. Klin Wochenschr 60: 829–838

Chemotherapie des nicht-kleinzelligen Bronchialkarzinoms

H. O. KLEIN

Ca. 78% der Bronchialkarzinome sind nicht-kleinzellige Bronchialkarzinome (Tabelle 1), wobei die Plattenepithelkarzinome überwiegen. Die Zahl der Adenokarzinome nimmt laufend zu (Monfardini et al. 1981; Valaitis et al. 1981). Im Gegensatz zum kleinzelligen Bronchialkarzinom konnte bei den nicht-kleinzelligen Bronchialkarzinomen in den letzten 15 Jahren kein wesentlicher Fortschritt bei der Behandlung der inoperablen bzw. metastasierten Tumoren erzielt werden.

Im nachfolgenden Teil wird eine kritische Bewertung der Publikationen zu diesem Themenkreis erfolgen, die in den letzten 3 Jahren erschienen sind. Bezug genommen wird auch auf ausführliche Übersichtsarbeiten, die die Zeitspanne zwischen 1968 und 1979 erfassen (Cohen 1978; Cohen u. Perevodchikowa 1979; Fischer u. Mitrou 1980; Hansen u. Rørth 1979 u. 1980; Minna et al. 1982).

Tabelle 1. Häufigkeit der verschiedenen histologischen Typen des Bronchialkarzinoms

I.	Plattenepithelkarzinome	40%
II.	Kleinzellige Karzinome	22%
III.	Adenokarzinome	20%
IV.	Großzellige Karzinome	15%
V.	Sonstige	3%

Nach Monfardini et al. (1981)

Prognostische Faktoren

Zahlreiche Faktoren, die in Tabelle 2 aufgeführt sind, haben prognostische Bedeutung, insbesondere der histologische Typ, Ausbreitungsstand der Tumorerkrankung, Allgemeinzustand, Gewichtsverlust und das Alter der Patienten (Lanzotti et al. 1977; Monfardini et al. 1981).

Monotherapie

Die Wirksamkeit von Zytostatika bei Monotherapie ist für die verschiedenen histologischen Typen des nicht-kleinzelligen Bronchialkarzinoms in den Tabellen 3-5 wiedergegeben. Nach dieser Übersicht scheinen beim Plattenepithelkarzinom Ifosfamid, Mitomycin C, Adriamycin und Cis-Platin, beim Adenokarzinom Methotrexat, Ifosfamid, 5-Fluorouracil und Vindesin sowie beim großzelligen Karzinom Ifosfamid, Methotrexat und Vindesin wirksam zu sein.

Tabelle 2. Nicht-kleinzelliges Bronchialkarzinom - Prognosefaktoren

	Prognose Gut	Mittel	Schlecht
Histologie			
- Plattenepithel-Karzinom	×		
- Adeno-Karzinom		×	
- Großzell. Karzinom		×	
Tumorausbreitung			
- begrenzt	×		
- ausgedehnt			×
Allgemeinzustand (Karnofsky)			
- 80-100%	×		
- 60- 70%		×	
- 40- 50%			×
Gewichtsverlust			
- kein	×		
- >10%			×
Blutchem. Veränderungen			
- keine	×		
- pathologische			×

Nach Monfardini et al. (1981)

Die Remissionsraten (CR+PR) liegen für diese Pharmaka zwischen 20 und 40%. Die Remissionsdauer ist in der Regel 2-4 Monate, komplette Remissionen werden kaum gesehen, und die mediane Überlebenszeit wird durch Monotherapie nur unwesentlich gegenüber solchen Patienten verlängert, die nicht mit Chemotherapie behandelt wurden (Literatur bei Minna et al. 1982). Von den in jüngster Zeit in die Klinik eingeführten Zytostatika weisen AMSA und PALA keine oder nur geringe Ansprechraten beim nicht-kleinzelligen Bronchialkarzinom auf (Casper et al. 1980 a, b; Samson et al. 1981; Creagan et al. 1981).

Kombinationschemotherapie

Aus der Fülle der zytostatischen Kombinationsprotokolle (2-5 Zytostatika), die in den letzten 3 Jahren publiziert worden sind, sind nur diejenigen in Tabelle 6 und 7 aufgeführt, die eine Ansprechrate von mehr als 25% für die Gesamtheit der nicht-kleinzelligen Bronchialkarzinome aufweisen. Es sind insbesondere diejenigen Protokolle aufgeführt, die durch verschiedene Arbeitsgruppen bei relativ zahlreichen Patienten angewandt worden sind.

Tabelle 3. Monotherapie. Phase II/III Studien bei Plattenepithel-Karzinom des Bronchus

Zytostatika	Zahl der Patienten	Ansprechrate %		Literatur
Ifosfamid	28 13	37	11/28 4/13	Hansen und Rørth (1979, 1980) Morgan et al. (1981)
Cyclophosphamid	70	2	1/70	Fischer u. Mitrou (1980)
Mitomycin C	20 27	28	8/20 5/27	Hansen und Rørth (1979, 1980) Ruckdeschel et al. (1981)
Adriamycin	22 39	25	4/22 11/39	Blum (1975) Rozencweig u. Kenis (1975)
Cis-Platin	6 39	18	1/6 7/39	Hansen und Rørth (1979, 1980) de Jager et al. (1980)
Methotrexat		15–25		Monfardini et al. (1981)
Triazinat (Baker's Antifol)	15 22	14	0/15 5/22	Creagan et al. (1980) Creech et al. (1981)
CCNU		10–41		Monfardini et al. (1981)
Hexamethylmelamin		20		
Vindesin	14 19 21 15	15	3/14 2/19 0/21 5/15	Gralla et al. (1979) Østerlind et al. (1982) Mattson et al. (1980) Furnas et al. (1981)
Vincristin	10	10	1/10	Hansen und Rørth (1979, 1980)
Vinblastin	3	66	2/3	Schulman et al. (1982)
Etoposid (VP 16-213)	20	15	3/20	Hansen und Rørth (1979, 1980)
AMSA	15 24	10	2/15 2/24	Nichols et al. (1980) Samson et al. (1981)

Das sog. CAP-Schema wurde bei insgesamt 435 Patienten eingesetzt und ergab eine Ansprechrate von 31%, wobei alle histologischen Typen gleichmäßig empfindlich waren. Die mediane Überlebenszeit aller Patienten lag zwischen 105 und 231 Tagen, Patienten, die auf die Terapie angesprochen hatten, wiesen eine mediane Überlebenszeit von 197 bis 393 Tagen auf, d. h. sie lebten etwa 160 Tage länger. Eagan u. Mitarb. führten 2 Modifikationen am CAP-Schema durch: Das V-CAP-Schema entstand durch Aufnahme vom VP 16–213. Die damit erzielten Remissionsraten und medianen Überlebenszeiten unterschieden sich nicht von denen des einfachen CAP-Protokolls. Für Patienten mit kardiovaskulärer Begleiterkrankung wurde im CAP-Schema das kardiotoxisch wir-

Tabelle 4. Monotherapie. Phase II/III Studien bei Adeno-Karzinom des Bronchus

Zytostatika	Zahl der Patienten	Ansprechrate %		Literatur
Vindesin	29	24	6/29	Gralla et al. (1979)
	7		1/7	Mattson et al. (1980)
	8		3/8	Furnas et al. (1981)
	22		6/22	Østerling et al. (1982)
Vinblastin	16	25	4/16	Schulman et al. (1982)
Vincristin	15	16	5/15	Hansen und Rørth (1979, 1980)
	30		2/30	Brugarolas et al. (1980)
Ifosfamid	16	25	5/16	Morgan et al. (1981)
	4		0/24	Hansen und Rørth (1979, 1980)
Methotrexat		30–35		Monfardini et al. (1981)
Cyclophosphamid	79	11	10/79	Lit. bei
	50		4/50	Fischer und Mitrou (1980)
Cis-Platin	22	18	2/22	Hansen und Rørth (1979, 1980)
	9		0/9	Hansen und Rørth (1979, 1980)
	20		7/20	de Jager et al. (1980)
Adriamycin	38	17	8/38	Blum (1975)
	8		0/8	Rozencweig und Kenis (1975)
5-FU	10	40	4/10	Cohen und Perevodchikova (1979)
Ftorafur	33	5	1/33	Ruckdeschel et al. (1981)
	8		1/8	Cohen und Perevodchikova (1979)
Eteposid (VP16-213)	24	13	3/24	Hansen und Rørth (1979, 1980)
Teniposid (VM26)	19	0	0/19	Hansen und Rørth (1979, 1980)
Maytansine	17	12	2/17	Hansen und Rørth (1979, 1980)
Dianhydrogalactitol	33	9	3/33	Haas et al. (1981)
Chlorozotocin	18	2	1/18	Hansen und Rørth (1979, 1980)
	27		0/27	Cornell et al. (1981)

kende Adriamycin durch VP 16–213 ersetzt. Bei kleiner Fallzahl zeigten sich eine ausgezeichnete Verträglichkeit und eine Remissionsrate von 36%. Die mediane Überlebenszeit der Gesamtgruppe lag jedoch nur bei 138 Tagen. Die 4 Patienten mit partieller Remission des Tumors lebten 106+, 138, 499+ und 523 Tage.

Bei dem sog. CAMP-Schema lag die Ansprechrate – beurteilt bei 232 Patienten – niedriger (26%) als beim CAP Protokoll. Großzellige Karzinome schienen

Tabelle 5. Monotherapie. Phase II/III Studien bei großzelligem Bronchial-Karzinom

Zytostatika	Zahl der Patienten	Ansprechrate %		Literatur
Vindesin	3		1/3	Gralla et al. (1979)
	13		1/13	Østerlind et al. (1982)
	3	16	0/3	Furnas et al. (1981)
	2		1/2	de Jager et al. (1980)
	9		2/9	Mattson et al. (1980)
Vincristin	10	0	0/10	Hansen und Rørth (1979, 1980)
Vinblastin	3	0	0/3	Schulman et al. (1982)
Ifosfamid	6	50	3/6	Hansen und Rørth (1979, 1980)
	2		1/2	Morgan et al. (1981)
Cyclophosphamid	55	4	2/55	Fischer u. Mitrou (1980)
Methotrexat		12–25		Monfardini et al. (1981)
Triazinat	5	17	1/5	Creagan et al. (1980)
(Baker's Antifol)	19		3/19	Creech et al. (1981)
Adriamycin	13	13	4/13	Rozencweig u. Kenis (1975)
	26		1/26	Blum (1975)
Dianhydrogalactitol	14	12	2/14	Eagan et al. (1977)
	11		1/11	Haas et al. (1981)
Maytansin	13	8	1/13	Hansen und Rørth (1979, 1980)

nicht besonders gut auf dieses Schema anzusprechen. Auffallend war die große Variabilität der Ansprechraten bei den einzelnen Untersuchern (11–35%). Ähnliches gilt auch für das sog. MACC-Protokoll. Es erhebt sich die Frage, ob bei diesen Studien die bekannten prognostischen Faktoren (Tabelle 2) bei der Stratifizierung der Patienten berücksichtigt worden sind. Durch beide Protokolle wurde die mediane Überlebenszeit der Patienten, die auf die Behandlung angesprochen hatten, nicht verlängert im Vergleich mit den Daten nach CAP-Behandlung.

Unter den Kombinationsschemata, die eine hohe Ansprechrate aufweisen, aber nur bei relativ wenigen Patienten angewandt wurden, sollen besonders das von Gralla entwickelte Schema, bestehend aus Vindesin und Cis-Platin, sowie das von Takita beschriebene Protokoll (Cis-Platin, Adriamycin, Cyclophosphamid, CCNU, Vincristin) hervorgehoben werden. Die Remissionsraten sind hoch, aber auch die mediane Überlebenszeit der Patienten, die auf die Therapie angesprochen haben, ist im Vergleich mit dem CAP-Schema deutlich höher. Die Toxizität beider Protokolle ist – wie auch die eigene Erfahrung gezeigt hat – nicht besonders groß.

Es wurden auch zytostatische Kombinationen beschrieben, die entweder zu geringe Ansprechraten (< 25%) erbrachten oder zu toxisch waren (Denes et al.

Tabelle 6. Nicht-kleinzelliges Bronchialkarzinom. Kombinationschemotherapie Phase II + III Studien

Behandlungs-Protokoll	Mediane Überlebenszeit	Tage	Ansprechrate % (CR + PR) Total	Adeno-Karzinom	Plattenepithel-Karzinom	Großzell. Karzinom	Literatur
	angespr.	393	39 (16/41)	43 (6/14)	44 (8/18)	22 (2/9)	Eagan et al. (1977)
	n-angespr.	120					
C	angespr.	197	42 (8/19)	42 (8/19)			Britell et al. (1978)
	alle Pat.	205					
	angespr.	> 340	48 (20/42)	45 (10/22)		50 (10/20)	Eagan et al. (1979)
	alle Pat.	173					
A	alle Pat.	224	31 (33/108)	30 (13/43)	31 (12/39)	31 (8/26)	Evans et al. (1980)
	alle Pat.	231	30 (36/121)	28 (14/50)	30 (13/43)	32 (9/28)	Evans et al. (1981)
P	angespr.	380	35 (19/54)	24 (4/17)	43 (9/21)	38 (6/16)	Knost et al. (1981)
	alle Pat.	229					
niedrigdos.	alle Pat.	105	4 (1/23)				Davies et al. (1981)
hochdosiert	alle Pat.	147	7 (2/27)				
Total			*31* (135/435)	*33* (55/165)	*35* (42/121)	*35* (35/99)	
	alle Pat.	171	35 (7/20)	35 (7/20)			Eagan et al. (1979)
	angespr.	268					
V-CAP-I	alle Pat.	211	46 (13/28)			46 (13/28)	Eagan et al. (1981)
	n-angespr.	115					
CVP	alle Pat.	138	36 (4/11)		36 (4/11)		Eagan et al. (1981)
CV			0 (0/5)		0 (0/5)		
	angespr.	367	35 (18/51)	36 (8/22)	33 (9/27)	50 (1/2)	Bitran et al. (1978)
	n-angespr.	75					
C	angespr.	270 +	31 (8/26)	42 (5/12)	14 (1/7)	29 (2/7)	Vogelzang et al. (1978)
	n-angespr.	135					
A CAMP	angespr.	347	30 (11/37)				Lad et al. (1981)
CCNU→CAMP	n-angespr.	153	11 (2/18)				
M	angespr.	240	17 (4/23)				Cambareri et al. (1981)
	alle Pat.	180					

P		angespr.	227					
		alle Pat.	140	22 (17/77)	18 (6/33)	30 (9/30)	14 (2/14)	Ruckdeschel et al. (1981)
		n-angespr.	120					
	Total			*26* (60/232)	*28* (19/67)	*30* (19/64)	*22* (5/23)	
M A		angespr. / n-angespr.	420 / 60	38 (13/34)	35 (6/17)	40 (4/10)	43 (3/7)	Chahinian et al. (1977)
C		alle Pat.	220	21 (21/98)	28 (8/29)	17 (8/47)	23 (5/22)	Milstein und Robinson (1981)
C		alle Pat.	118	12 (5/43)	7 (1/15)	14 (4/28)		Ruckdeschel et al. (1981)
	Total			*22* (39/175)	*25* (15/61)	*19* (16/85)	*28* (8/29)	
F O M I		angespr. / alle Pat.	196 / 168	41 (23/56)	42 (18/43)		40 (4/10) Alveolarz. Karzinom 33 (1/3)	Miller et al. (1980)
VDS + CIS-Platin				31 (4/13)				Hong et al. (1980)
		VDS – P hochdos.	651 (p = 0,02)	40 (16/40)				Gralla et al. (1981)
		VDS – P niedrigd.	300	46 (19/41)				

CAP = Cyclophosphamid, Adriamycin, Cis-Platin; V-CAP-I = Eteposid, Cyclophosphamid, Adriamycin, Cis-Platin; CVP = Cyclophosphamid, Eteposid, Cis-Platin; CV = Cyclophosphamid, Eteposid; CAMP = Cyclophosphamid, Adriamycin, Methotrexat, Procarbazin; MACC = Methotrexat, Adriamycin, Cyclophosphamid, CCNU; FOMI = 5-Fluorouracil, Vincristin, Mitomycin C; VDS = Vindesin

Tabelle 7. Nicht-kleinzelliges Bronchialkarzinom. Kombinationschemotherapie Phase II + III Studien

Behandlungs-protokoll	Mediane Über-lebenszeit	Tage	Ansprechrate % (CR + PR) Total	Adeno-Karzinom	Plattenepithel-Karzinom	Großzell. Karzinom	Literatur
Ft-ADM-CIS-Platin	angespr.	168					
	alle Pat.	168	42 (10/24)				Issel et al. (1978)
	n-angespr.	105					
CIS-Platin-ADM-CPA-CCNU-VCR	angespr.	553					Takita et al. (1979)
	alle Pat.	329	66 (23/35)	75 (6/8)	87(13/15)	33 (3/9) Bronchoalveolärz. Karzinom 33 (1/3)	
	n-angespr.	112					
DAG - ADM	alle Pat.	126	27 (6/22)		27 (6/22)		Eagan et al. (1980)
DAG-ADM-CIS-Platin	alle Pat.	185	53 (10/19)		53 (10/19)		
DAG - ADM CIS-Platin	angespr.	378					Eagan et al. (1981)
	alle Pat.	229	54 (20/37)		54 (20/37)		
HexaMM-ADM-MTX	alle Pat.	238	27 (11/41)	32 (6/19)		23 (5/22)	Creech et al. (1981)
VCR - MTX - Bleo-CIS-Platin	alle Pat.	270	68 (19/28)	71 (5/7)	67 (14/21)		Rosenthal et al. (1982)
PACE	angespr.	540	24 (9/38)				Kelsen et al. (1982)
PCE	n-angespr.	120	36 (13/36)				
BAMP	angespr.	165	46 (12/26)	33 (3/9)	50 (7/14)	67 (2/3)	Vogl et al. (1980)
	n-angespr.	120					

Ft = Ftorafur; ADM = Adriamycin; CPA = Cyclophosphamid; VCR = Vincristin; DAG = Dianhydrogalactitol; HexaMM = Hexamethylmelamin; MTX = Methotrexat; Bleo = Bleomycin; PACE = Cis-Platin, Adriamycin, Cyclophosphamid, Vindesin; PCE = Cis-Platin; Cyclophosphamid, Vindesin; BAMP = Bleomycin, Adriamycin, Methothrexat, Cis-Platin

1982; Drapkin et al. 1980; Livingston et al. 1981; Mitrou et al. 1980; Pannuti et al. 1980; Pisoni et al. 1981; Richards et al. 1981; Schaerer et al. 1977; Stoopler et al. 1980; Takita et al. 1980; Vincent et al. 1982; Wheeler et al. 1980).
Vergleicht man die Remissionsraten, die durch Kombinationsprotokolle bei Patienten mit nicht-kleinzelligem Bronchialkarzinom erzielt wurden mit denjenigen, die nach Monotherapie – z. B. mit Adriamycin, Ifosfamid und Vindesin oder Mitomycin C – erreicht wurden, so ist der Unterschied nicht besonders hoch. Creech et al. und auch Ruckdeschel et al. (1980, 1981) publizierten die Ergebnisse randomisierter Studien, in denen Monotherapie mit Kombinationstherapie verglichen wurde. Es zeigte sich, daß die Mehrzahl der Kombinationsprotokolle nicht besser war als die getesteten Monotherapeutika, und wenn eine Verbesserung der Remissionsraten oder der medianen Überlebenszeit vorlag, dann war sie nur marginal.
In diesem Zusammenhang sind die Untersuchungen von Lad et al. (1981) von Interesse. Die Autoren fanden in einer prospektiv randomisierten Studie, daß Patienten mit nicht-kleinzelligem Bronchialkarzinom, die anfangs mit der nur wenig wirksamen Substanz CCNU und erst bei Auftreten von Tumorsymptomen mit der wirksameren Kombination CAMP behandelt wurden, ebenso lange überlebten – bei gutem Allgemeinzustand – wie solche Patienten, die von Anfang an dem CAMP-Schema unterzogen worden waren. Trotz hoher Remissionsraten (44%) unter primärer CAMP-Therapie ließ sich keine signifikante Verlängerung des medianen Überlebens erzielen.
Die Analyse der hier vorgestellten Befunde ergibt, daß durch das sog. CAP- oder CAMP-Protokoll bzw. durch die Kombinationen von Vindesin und Cis-Platin oder die Kombination von Takita Remissionsraten zwischen 26 und 60% erzielt werden können, wobei die kompletten Remissionen bei 6–8% gelegen sind. Die mediane Überlebenszeit der Patienten, die auf die Therapie ansprechen, ist jedoch nicht wesentlich verlängert gegenüber der Gesamtpopulation der behandelten Patienten. Ein statistisch signifikanter Unterschied besteht jedoch in der Regel zwischen der Überlebenszeit der Patienten mit Remission des Tumors und solchen, deren Tumor nicht therapeutisch beeinflußt werden konnte. Patienten, deren Tumorleiden unter Therapie nicht progredient ist, leben ebenso lange wie Patienten mit Tumorremission.
Von verschiedenen Arbeitsgruppen wird geprüft, inwieweit eine hyperkalorische Ernährung den Allgemeinzustand des Tumorpatienten verbessern und das Therapieergebnis der Zytostate günstig beeinflussen kann. In den bislang publizierten Studien wurden widersprüchliche Ergebnisse mitgeteilt. Jordan et al. (1981) fanden keinen gesicherten Unterschied bezüglich der Länge der medianen Überlebenszeit und der Remissionsrate bei Patienten, die zusätzlich zur zytostatischen Therapie parenteral ernährt worden waren, und solchen, die nur Zytostase erhalten hatten. Allerdings waren die Nebenwirkungen der Zytostatika in der parenteral ernährten Gruppe geringer. Serrou et al. (1981) fanden eine günstige Beeinflussung der zytostatischen Therapie beim inoperablen Plattenepithelkarzinom des Bronchus durch die parenterale Ernährung, jedoch keine beim kleinzelligen Bronchialkarzinom.

Kombinierte Radio- und Chemotherapie

Grundsätzlich gelten immer noch die Ausführungen von Durant et al. (1971), daß beim inoperablen Bronchialkarzinom eine wesentliche Verlängerung der medianen Überlebenszeit durch Radio- oder Chemotherapie bzw. durch eine Kombination beider Therapiemodalitäten nicht erreicht werden kann (Tabelle 8). In jüngster Zeit konnte jedoch bei Patienten mit dem Stadium III_{MO} gezeigt werden, daß eine geringe Verlängerung der medianen Überlebenszeit auf 14–15 Monate durch die Kombinationsbehandlung (Radio- und Chemotherapie) erzielt werden kann (Bitran et al. 1978; Livingston 1981). Diese Studien waren jedoch nicht randomisiert. Eagan führt zur Zeit eine Untersuchung beim Stadium III_{MO} durch, in der Chemotherapie und Radiotherapie alleine mit einer Kombination beider Behandlungsmaßnahmen prospektiv randomisiert überprüft werden.

Tabelle 8. Überlebenszeit von Patienten mit Bronchialkarzinom in Beziehung zur Therapie

Therapie	Überlebenszeit (Monate)
keine	8,4 ± 1,0
Strahlentherapie	8,3 ± 0,8
Chemotherapie	8,7 ± 1,0
Strahlentherapie plus Chemotherapie	8,8 ± 1,0

Durant et al.: (1971)

Adjuvante Behandlung

Durch alleinige radikale Resektion gelingt nur bei einer kleinen Zahl von Fällen die totale Entfernung der Tumormasse. Gerade beim Bronchialkarzinom liegen meist schon Mikrometastasen in den verschiedenen Organen vor, wenn aus klinischer Sicht noch Operabilität besteht. Diese Mikroherde werden durch die lokale Nachbestrahlung in ihrem Wachstum nicht beeinträchtigt und führen zum frühen Tode der Patienten.
Es lag daher nahe, nach systemischen adjuvanten Maßnahmen der Behandlung zu suchen, die diesen Verhältnissen gerecht werden. Die adjuvante Therapie erfolgt mit Zytostatika oder anderen Pharmaka, die das Immunsystem stimulieren, und beginnt wenige Tage nach dem operativen Eingriff.

Zytostatika

Alle Protokolle, die Zytostatika enthalten, führten bislang zu keinem statistisch signifikanten Erfolg (Hansen u. Rørth 1979, 1980). Zur Zeit laufen allerdings noch zwei große randomisierte Studien, eine in den USA (National Cancer Institute) und eine in Europa (European Organization for Research on Treatment of Cancer, EORTC). Zwischenergebnisse liegen noch nicht vor.

Immunstimulantien

Die in den letzten Jahren aus tierexperimentellen Studien gewonnenen Erkenntnisse über die Wechselwirkung zwischen dem Immunsystem des Wirtsorganismus und den Tumorzellen haben im Hinblick auf die Diagnostik, Prognose und therapeutischen Möglichkeiten zu größerer Beachtung der Immunologie bei menschlichen Tumoren geführt. Durch groß angelegte Untersuchungen ließ sich zeigen, daß eine Abschwächung der allgemeinen unspezifischen Immunreaktivität, deren Ursache noch weitgehend unbekannt ist, bei vielen Tumorträgern vorherrschend ist. Weiterhin weisen wissenschaftlich gut untermauerte Untersuchungen auch beim menschlichen Bronchialkarzinom auf das Vorkommen von tumorspezifischen Antigenen hin. Allerdings bestehen immer noch Kontroversen über die Spezifität dieser Antigene sowie auch über die zum Teil mehrdeutigen Interpretationen der zum Nachweis dieser Antigene herangezogenen in vivo- und in vitro-Teste. Darüber hinaus zeigen klinische Beobachtungen, daß offenbar die unspezifische Stimulierung des Immunsystems für die Beseitigung von Tumormetastasen bedeutungsvoll ist. Im Arbeitskreis von McKneally wurde beobachtet, daß die Prognose derjenigen Patienten mit Bronchialkarzinom, die postoperativ an einem Pleuraempyem erkrankten, deutlich besser war als die derjenigen Patienten, die einen komplikationslosen Verlauf nach Resektion des Lungentumors aufwiesen (Ruckdeschel et al. 1972).

Diese Untersuchungen sind neben den tierexperimentellen Befunden die Basis für die adjuvante Behandlung mit Stimulantien des Immunsystems. Zwei Immuntherapiekonzepte haben in den letzten Jahren Eingang in klinische Studien gefunden. Hierbei handelt es sich einmal um den Versuch, durch eine unspezifische Immunstimulation mit BCG, BCG-Fraktionen, Corynebakterium parvum oder mit Levamisol die allgemeine Immunreaktivität des Organismus zu erhöhen. Zum anderen wird versucht, durch die Applikation von isolierten, tumorspezifischen Antigenen oder durch Gabe von heterologen, gegen die Tumorantigene gerichteten Antikörper eine spezifische Tumorabwehr zu erreichen.

Die spezifische Immuntherapie befindet sich zur Zeit noch im experimentellen Stadium.

Ergebnisse mit einer unspezifischen Immunstimulation durch BCG sind bereits an größeren Patientenkollektiven gewonnen worden. Die Ergebnisse sind jedoch nicht einheitlich (Lit. bei Hansen u. Rørth 1979, 1980). Das gleiche gilt auch für Levamisol (Houtte et al. 1980; weitere Lit. bei Hansen u. Rørth 1979, 1980).

Ein gewisser Optimismus ist jedoch angezeigt. Einige Ergebnisse weisen nämlich darauf hin, daß möglicherweise im Stadium I des operablen Bronchialkarzinoms durch unspezifische Stimulierung des Immunsystems mit BCG oder Levamisol eine Verlängerung sowohl der allgemeinen Überlebenszeit als auch der rezidivfreien Überlebenszeit gegenüber nur chirurgisch behandelten Kontrollgruppen erreicht werden kann.

Allgemeine Therapieempfehlungen

Adjuvante Therapie

Die Ergebnisse der Literatur-Recherche zeigen, daß allenfalls mit BCG im Stadium I unmittelbar postoperativ ein therapeutischer Effekt erzielt werden kann. Es ist jedoch dabei zu berücksichtigen, daß die Nebenwirkungen der BCG-Applikation erheblich sein können. Levamisol hat in allen bisher durchgeführten Untersuchungen zu keinem oder nur zu einem geringen Effekt geführt.

Kombinierte Radio-Chemotherapie

Obschon noch keine randomisierten Studien vorliegen, scheint die Möglichkeit einer geringen Lebensverlängerung zu bestehen, wenn im Stadium III_{MO} kombiniert behandelt wird. Dabei kann dann eines der in Tabelle 9 aufgeführten Chemotherapieprotokolle angewandt werden.

Tabelle 9. Nicht-kleinzelliges Bronchialkarzinom. Behandlungsprotokolle

„CAMP"-Protokoll		
CPA	300 mg/m²/d	Tag 1+8 i.v.
ADM	20 mg/m²/d	Tag 1+8 i.v.
MTX	15 mg/m²/d	Tag 1+8 i.v.
Procarb.	100 mg/m²/d	Tag 1–10 oral
Wiederholung am Tag 29		
„CAP"-Protokoll		
CPA	400 mg/m²/d	Tag 1 i.v.
ADM	40 mg/m²/d	Tag 1 i.v.
Cis-Platin	40 mg/m²/d	Tag 1 i.v.
Wiederholung nach Ablauf von 4 Wochen		
„Vindesin + Cis-Platin"-Protokoll		
VDS	3 mg/m²/Woche × 7 i.v. – dann jede 2. Woche	
Cis-Platin	120 mg/m²/d, Tag 1+29 i.v. – dann alle 6 Wochen	
„FOMI"-Protokoll		
5-FU	300 mg/m²/d	– Tag 1, 2, 3, 4 i.v.
VCR	2 mg Gesamtdosis/d	– Tag 1 i.v.
MMC	10 mg/m²/d	– Tag 1 i.v.
Wiederholung nach 3 Wochen (dreimal), dann Wiederholung alle 6 Wochen		

Zytostatische Chemotherapie

Eine generelle Empfehlung zur zytostatischen Behandlung generalisiert metastasierter nicht-kleinzelliger Bronchialkarzinome kann zum jetzigen Zeitpunkt

nicht gegeben werden. Sollte jedoch im Einzelfall, d.h. bei gutem Allgemeinzustand (Karnofsky-Index 80–100%) und bei Wunsch des Patienten auf Behandlung eine Therapie angestrebt werden, dann kann eines der in Tabelle 9 aufgeführten Chemotherapieprotokolle oder ein experimentelles Schema angewandt werden.
Es ist jedoch anzustreben, die Behandlung im Rahmen einer Phase II oder III Studie an einem Tumorzentrum durchzuführen, da nur auf diese Weise allgemein verwertbare Informationen erhalten werden können (Aisner u. Hansen 1981).
In diesem Zusammenhang soll auf eine Phase II Studie hingewiesen werden, die am Tumorzentrum Köln bei nicht-kleinzelligem Bronchialkarzinom mit Ifosfamid und Mesna durchgeführt wird. Eigene tierexperimentelle Untersuchungen hatten gezeigt, daß die LD_{50} für Ifosfamid um mehr als 50% gesteigert werden kann, wenn die Substanz nicht als Bolusinjektion sondern fraktioniert (4 Fraktionen) über 24 Stunden verabreicht wird (Tabelle 10). Dieser Effekt

Tabelle 10. Bestimmung der Dosis letalis ($LD_{10/30}$; $LD_{50/30}$) für Ifosfamid und Ifosfamid + Mesna (Dosisrelation 2:1 (mg/kg)) bei ♂ NMRI-Mäusen (Gewicht 20–22 g), intraperitoneale Injektion

Behandlungsplan	$LD_{10/30}$ (mg/kg)	$LD_{50/30}$ (mg/kg)
Tag 1		
Ifosfamid einmalige Injektion	590,5	805,5
Ifosfamid + Mesna einmalige Injektion	695,5	898,7
Ifosfamid zweimalige Injektion 8.00 h + 14.00 h	695,4	929,1
Ifosfamid + Mesna zweimalige Injektion 8.00 h + 14.00 h	1014,1	1240,1
Ifosfamid viermalige Injektion 8.00, 14.00, 20.00, 2.00 h	741,4	1161,6
Ifosfamid + Mesna viermalige Injektion 8.00, 14.00, 20.00, 2.00 h	1166,8	1482,6

kann noch einmal gesteigert werden durch Zugabe des Uroprotektors Mesna. Weiterhin ließ sich zeigen, daß nicht nur die Verträglichkeit des Ifosfamid durch eine solche fraktionierte Applikationsweise erhöht werden kann, sondern daß auch die Tumorzidie verstärkt wird, wie dies aus Abb. 1 hervorgeht. Wird die Ifosfamid-Dosis von 250 mg/kg als Bolusinjektion verabreicht, kommt es zu einer Tumorzellreduktion auf ca. $3{,}5 \times 10^7$ Tumorzellen. Bei fraktionierter Verabreichung der Tagesdosis von 240 mg/kg Ifosfamid zusammen mit dem Uroprotektor Mesna wird die Zellzahl auf $3{,}5 \times 10^6$ Tumorzellen reduziert. Durchflußcytophotometrisch (Abb. 2) läßt sich zeigen, daß bei mehr als 60% der so behandelten Mäuse kein Tumor mehr nachweisbar ist. Zwei Tage

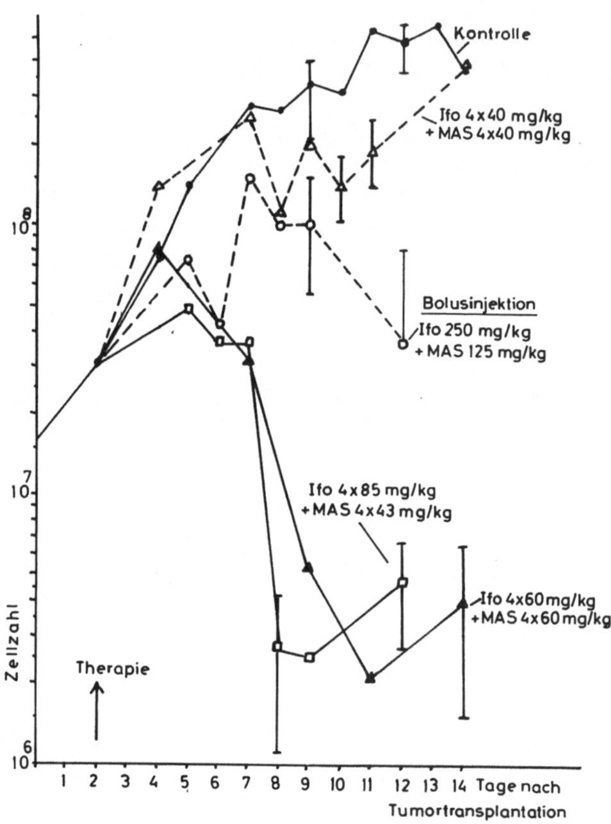

Abb. 1. Ehrlich-Aszites Tumor hyperdiploid. NMRI-Maus ♂. Vergleichende Untersuchungen zur Wirksamkeit von Ifosfamid bei Bolusinjektion und fraktionierter Gabe. Bei nahezu gleicher Gesamtdosis ist die fraktionierte Applikationsweise wirksamer. Jeder Punkt stellt den Mittelwert bei 5 tumortragenden Mäusen ± Standardabweichung dar. Ifo = Ifosfamid. MAS = Mesna

nach zytostatischer Behandlung mit Ifosfamid findet man noch einen hyperdiploiden Tumor, dessen Zellen in den nachfolgenden Tagen in der sog. G_2-Phase und am Ende der S-Phase akkumulieren (4 n-Bereich). Zwölf Tage nach Behandlung finden sich dagegen keine Tumorzellen mehr sondern nur noch diploide (2 n-Bereich) Makrophagen, Lymphozyten und peritoneale Deckzellen. Durch die fraktionierte Gabe des Ifosfamid in Kombination mit Mesna wird auch die Hämatopoese in einem geringeren Maße geschädigt, als dies nach Bolusinjektion von Ifosfamid beobachtet wird (Abb. 3).

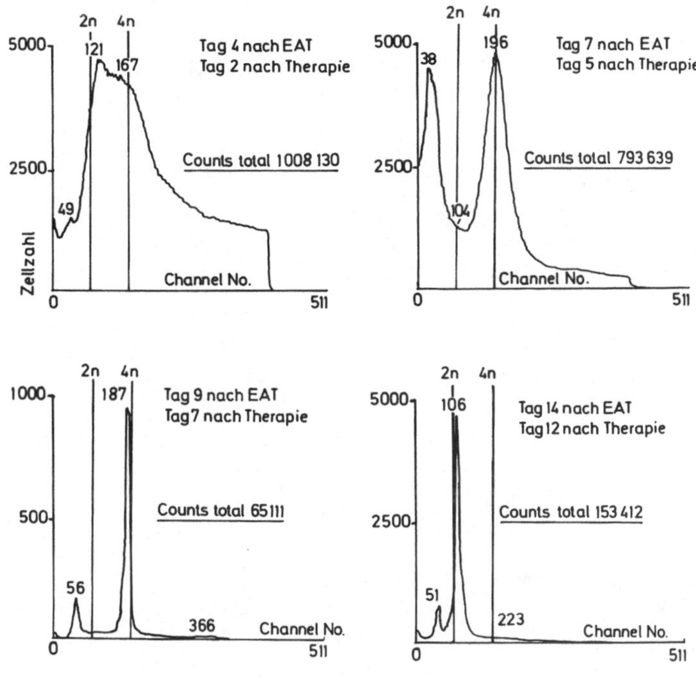

Abb. 2. Ehrlich-Ascites Tumor hyperdiploid. NMRI-Maus ♂. Ifosfamid + Mesna 4 × 60 mg/kg. Durchflußzytophotometrische Messungen des DNS-Verteilungsmusters bei einem hyperdiploiden EAT als Funktion der Zeit nach fraktionierter Gabe von Ifosfamid und dem Uroprotektor Mesna. Am 2. Tag nach Therapie finden sich noch proliferierende Tumorzellen mit einem DNS-Gehalt zwischen 2n und 4n. Am 5. und 7. Tag nach Therapie erkennt man Zelltrümmer (Kanal 38 + 56) und nichtproliferierende Tumorzellen mit einem DNS-Gehalt bei 4n (in G_2 geblockte Zellen). Am 12. Tag nach Therapie sind keine Tumorzellen mehr nachweisbar, statt dessen finden sich, wie zytologische Untersuchungen ergaben, diploide (2n) Makrophagen, Lymphozyten, Leukozyten und peritoneale Deckzellen sowie vereinzelt Zelltrümmer (Kanal 51).
Die Färbung der DNS der Zellen erfolgte mit Ethidiumbromid. Die Untersuchungen wurden mit dem Gerät 4800 A in Kombination mit Apparat FC 200 (Biophysics) durchgeführt

Ehrlich Aszites-Tumor tragende Mäuse, die in dieser Form (fraktionierte Applikationsweise) behandelt wurden, überleben zu mehr als 60% 120 Tage nach Therapie. Bei makroskopischer und mikroskopischer Untersuchung waren diese Tiere tumorfrei und konnten als geheilt angesehen werden. Dagegen sterben alle Tiere, die unbehandelt bleiben, bis zum 30. Tag. Auch nach Bolusinjektion von Ifosfamid (annähernd gleiche Dosis wie bei der fraktionierten Gabe) überleben keine Tiere 40 Tage.
In einer klinischen Phase I/II Studie, deren Ergebnisse auf dem Internationalen Krebskongreß in Seattle publiziert wurden, zeigte sich, daß die fraktionierte Gabe von Ifosfamid eine Dosissteigerung gegenüber der Bolusinjektion

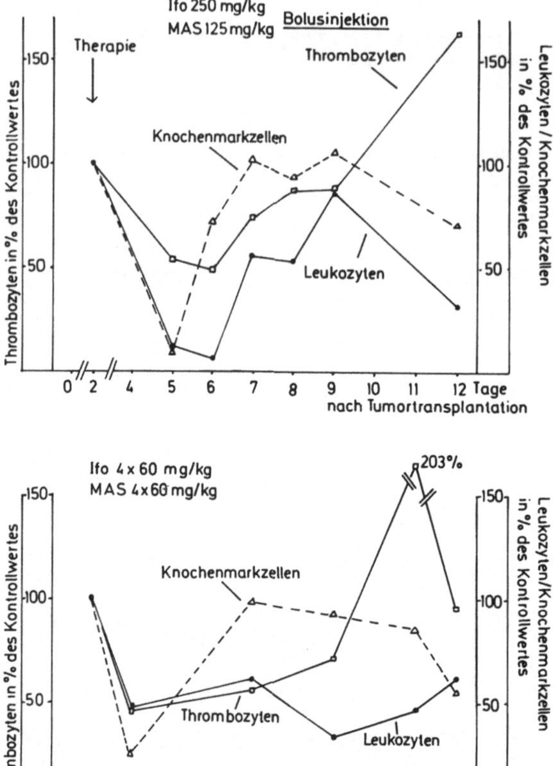

Abb. 3. Hämatologische Untersuchungen bei NMRI-Mäusen ♂. Ehrlich-Ascites Tumor hyperdiploid. Vergleichende Untersuchungen zur hämatologischen Toxizität von Ifosfamid in Kombination mit dem Uroprotektor Mesna bei Bolusinjektion und fraktionierter Applikationsweise. Die fraktionierte Gabe führt bei nahezu gleicher Gesamtdosis zu geringeren Schäden.
Jeder Punkt stellt den Mittelwert von 5 tumortragenden Mäusen dar.
Ifo = Ifosfamid; MAS = Mesna

um den Faktor 1,5 erlaubt. Als maximal tolerable Dosis wurde 80–85 mg/kg/24 h, die an 5 aufeinanderfolgenden Tagen appliziert wird, ermittelt. Sehr gut verträglich sind Dosen von 70–75 mg/kg/24 h × 5. Zusätzlich zur Ifosfamid-Therapie verläuft in gleicher Dosierung eine Behandlung mit Mesna. Bei ausbehandelten Patienten mit Weichteilsarkomen, Hodgkin- und Nicht-Hodgkin-Lymphomen sowie auch bei ausbehandeltem kleinzelligen und nicht-kleinzelligem Bronchialkarzinom konnte durch eine solche Monotherapie in einem hohen Maße Tumorrückbildung erzielt werden. Zur Zeit läuft eine Phase II Studie, in der mit einer Dosierung von 80–85 mg/kg Ifosfamid plus Mesna nicht-kleinzellige Bronchialkarzinome und ausbehandelte kleinzellige Bronchialkarzinome behandelt werden.

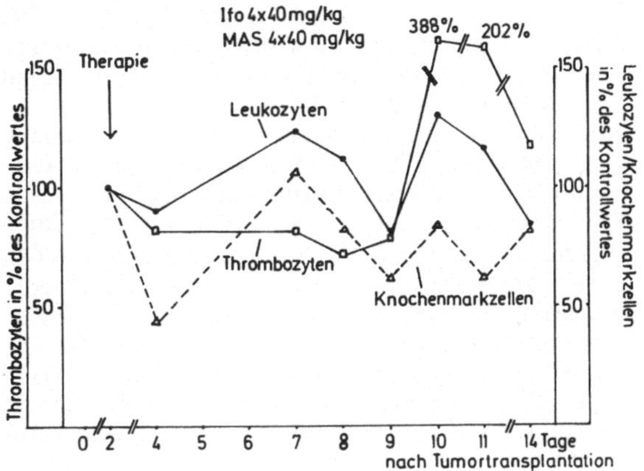

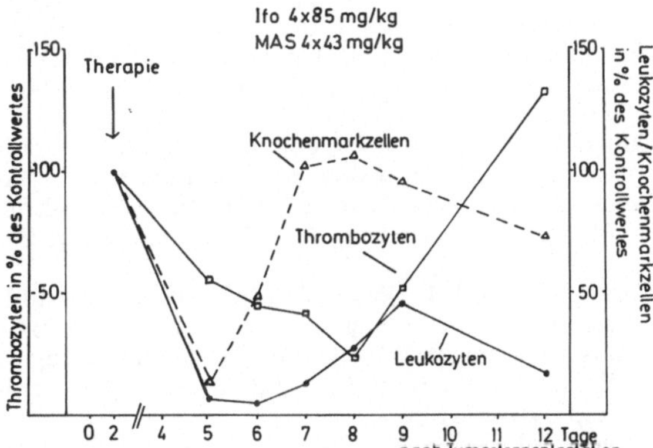

Abb. 3

Zusammenfassung

Die Literatur-Analyse der letzten 3 Jahre zeigt, daß ein wesentlicher Fortschritt bei der Behandlung der nicht-kleinzelligen Bronchialkarzinome noch nicht erreicht worden ist. Es ist sinnvoll, Patienten nur im Rahmen von Phase II und III Studien zu behandeln, um möglichst viele Informationen über den Krankheitsverlauf sowie die biologischen Charakteristika des Tumors und seiner Zellen zu erhalten.

Literatur

Aisner J, Hansen HH (1981) Commentary: Current status of chemotherapy of non-small cell lung cancer. Cancer Treat Rep 65:979–986

Bitran JD, Desser RK, DeMeester TR, Golomb HM (1978a) Metastatic non-oat cell bronchogenic carcinoma. Therapy with cyclophosphamide, doxorubicin, methotrexate, and procarbazine (CAMP). JAMA 240:2743–2746

Bitran JD, Golomb HM, DeMeester TR et al. (1978b) Combined modality therapy for stage III_{MO} non-oat cell bronchogenic carcinoma. Cancer Treat Rep 62:327–332

Blum RH (1975) An overview of studies with adriamycin in the United States. Cancer Treat Rep (3) 6:247–251

Britell JY, Eagan RT, Ingle JN, Creagan ET, Rubin J, Frytak S (1978) Cis-dichlorodiamminep latinum (II) alone followed by adriamycin plus cyclophosphamide at progression versus cis-dichloro-diammineplatinum (II), adriamycin, and cyclophosphamide in combination for adenocarcinoma of the lung. Cancer Treat Rep 62:1207–1210

Brugarolas A, Hansen HH, Siegenthaler P (1980) Clinical study fo vincristine in adenocarcinoma of the lung. Eur J Cancer Clin Oncol 16:1643–1644

Cambarere JJ, Smith FP, Macdonald JS et al. (1981) CAMP (cyclophosphamide, doxorubicin, mehtotrexate, and procarbazine) for epidermoid and large cell anaplastic carcinoma of the lung. Cancer Treat Rep 65:317–310

Casper ES, Gralla RJ, Kelsen DP, Natale RB, Sordillo P, Houghton A (1980a) Phase II evaluation of 4′-C 9-acridinylamino)-methanesulfon-m-anisidide (AMSA) in patients with non-small cell lung cancer. Cancer Treat Rep 64:345–347

Casper ES, Gralla RJ, Kelsen DP, Houghton A, Golbey RB, Young CW (1980b) Phase II evaluation of N-(Phosphonacetyl)-L-aspartic acid (PALA) in patients with non-small cell carcinoma of the lung. Cancer Treat Rep 64:705–707

Chahinian AP, Arnold DJ, Cohen JM et al. (1977) Chemotherapy for bronchogenic carcinoma: methotrexate, doxorubicin, cyclophosphamide, and lomustine. JAMA 237:2392–2396

Cohen M (1978) Bronchogenic carcinoma. In: Staquet MJ (ed) Randomized trials in cancer: A critical review by sites. Raven, New York, pp 297–329

Cohen MH, Perevodchikova NJ (1979) Single agent chemotherapy of lung cancer. In: Muggia F, Rozencweig M (eds) Lung cancer: Progress in therapeutic research. Raven, New York, pp 343–374

Cornell CJ, Hoth D, Pajak TF (1981) Phase II study of chlorozotocin in non-small cell carcinoma of the lung. Cancer Treat Rep 65:734–735

Creagan ET, Eagen RT, Fleming TR, Trytak S, Ingle JN, Kvols LK, Nichols WC (1980) Phase II evaluation of trizinate in patients with metastatic lung cancer. Cancer Treat Rep 64:1057–1059

Creagan ET, Eagan RT, Fleming TR, Frytak S, Nichols WC, Ingle JN, Kvols LK (1981) Phase II evaluation of PALA in patients with metastatic lung cancer. Cancer Treat Rep 65:356–357

Creech RH, Mehta CR, Cohen M et al. (1981) Results of a phase II protocol for evaluation of new chemotherapeutic regimes in patients with inoperable non-small cell lung carcinoma (EST-2575, Generation I). Cancer Treat Rep 65:431–438

Davies S, Rambotti P, Park YK (1981) Combination cyclophosphamide, doxorubicin, and cisplatin (CAP) chemotherapy for extensive non-small cell carcinomas of the lung. Cancer Treat Rep 65:955–958

DeJager R, Longeval E, Klastersky J (1980) High-dose cisplatin with fluid and mannitol-induced diuresis in advanced lung cancer: A phase II clinical trial of the EORTC lung cancer working party (Belgium). Cancer Treat Rep 64:1241–1346

Denes AE, Presant CA, Bartolucci A (1982) Combination chemotherapy for bronchogenic carcinoma with doxorubicin, BCNU, and cyclophosphamide (ABC): A pilot study of the southeastern cancer study group. Cancer Treat Rep 66:199–200

Drapkin R, Bjornsson S, Nacher C et al. (1980) Doxorubicin, cisplatin, and corynebacterium parvum in non-small cell bronchogenic carcinoma. Cancer Treat Rep 64:1367–1369

Durant KR, Berry RJ, Ellis F, Ridehalgh FR, Black JM, Hamilton WS (1971) Comparison of treatment policies in inoperable bronchial carcinoma. Lancet 10:715–719

Eagan RT, Ingle JN, Frytak S et al. (1977) Platinum-based polychemotherapy versus dianhydrogalactitol in advanced non-small cell lung cancer. Cancer Treat Rep 61:1339–1345

Eagan RT, Frytak S, Creagan ET, Ingle JN, Kvols LK, Coles DT (1979a) Phase II study of cyclophosphamide, adriamycin, and dis-dichlorodiammineplatinum (II) by infusion in patients with adenocarcinoma and large cell carcinoma of the lung. Cancer Treat Rep 63:1589–1591

Eagan RT, Creagan ET, Ingle JN, Rubin J, Frytak S, Kvols LK, Fleming TR (1979b) VP-16, cyclophosphamide, adriamycin and cis-platinum (V: CAP I) in patients with metastatic adenocarcinoma of the lung. Tumori 65:105–109

Eagan RT, Fleming TR, Frytak S, Creagan ET, Ingle JN, Kvols LK (1980) A role of cis-dichlorodiammineplatinum (II) in squamous cell lung cancer. Cancer Treat Rep 64:87–91

Eagan RT, Frytak S, Nichols WC, Ingle JN, Creagan ET, Kvols LK (1981a) Phase II study of the combination of dianhydrogalactitol, doxorubicin, and cisplatin (DAP) in patients with advanced squamous cell lung cancer. Cancer Treat Rep 65:517–519

Eagan RT, Frytak S, Nichols WC, Ingle JN, Creagan ET, Kvols LK, Coles DT (1981b) Evaluation of VP-16-213, cyclophosphamide, doxorubicin, and cisplatin (V-CAP) in andvanced large cell lung cancer. Cancer Treat Rep 65:715–717

Eagan RT, Frytak S, Nichols WC, Ingle JN, Creagan ET, Kvols LK (1981c) Cyclophosphamide and VP 16–213 with or without cisplatin in squamous cell and small cell lung cancers. Cancer Treat Rep 65:453–458

Evans WK, Feld R, DeBoor G et al. (1980) Cyclophosphamide, adriamycin, and cis-platinum in the treatment of non-small cell lung cancer. Proc Am Assoc Cancer Res 21:447

Evans WK, Feld R, DeBoer G et al. (1981) Cyclophosphamide, doxorubicin, and cisplatin in the treatment of non-small cell bronchogenic carcinoma. Cancer Treat Rep 65:947–954

Fischer M, Mitrou PS (1980) Ergebnisse der Chemotherapie der inoperablen nicht-kleinzelligen Bronchialcarcinome. Internist (Berlin) 21:95–107

Furnas B, Williams SD, Cobleigh MA, Einhorn LH (1981) Vindesine an effective phase II agent in the treatment of non-small cell lung cancer. In: Brade W, Nagel GA, Seeber S (eds) Proceedings of the International Cinca Alkaloid Symposium - Vincesine, Frankfurt/Main, November 1980. Karger, Basel München Paris London New York Sydney, pp 342–343

Gralla RJ, Raphael BG, Golbey RB, Young CW (1979) Phase II evaluation of vindesine in patients with non-small cell carcinoma of the lung. Cancer Treat Rep 63:1343–1346

Gralla RJ, Casper ES, Kelsen DP et al. (1981) Cisplatin and vindesine combination chemotherapy for advanced carcinoma of the lung: A randomized trial investigating two dosage schedules. Ann Intern Med 95:414–420

Haas CD, Baker L, Thigpen T (1981) Phase II evaluation of dianhydrogalactitol in lung cancer: a southwest oncology group study. Cancer Treat Rep 65:115–117

Hansen HH, Rørth M (1979) Lung cancer. In: Pinedo HM (ed) Cancer chemotherapy 1979. The EORTC Cancer Chemotherapy Annual I. Excerpta Medica, Amsterdam Oxford, pp 267–291

Hansen HH, Rørth M (1980) Lung cancer. In: Pinedo HM (ed) Cancer chemotherapy 1980. The EORTC Cancer Chemotherapy Annual II. Excerpta Medica, Amsterdam Oxford, pp 267–283

Hong WK, Penacchio J, Pujatsch R et al. (1981) Vindesine versus vindesine with cis-platinum in metastatic non-small cell lung cancer. In: Brade W, Nagel GA, Seeber S (eds) Proceedings of the International Vinca Alkaloid Symposium Vindesine. Frankfurt/Main, 1980. Karger, Basel München Paris London New York Sydney, pp 398–404

Houtte P van, Bondue H, Rocmans P et al. (1980) Adjuvant Immunotherapy by levamisole in resectable lung cancer: a control study. Eur J Cancer Clin Oncol 16:1596–1601

Issel BF, Valdivieso M, Bodey GP (1978) Chemotherapy for adenocarcinoma and large cell anaplastic carcinoma of the lung with ftorafur, adriamycin, and cis-dichlorodiammineplatinum (II). Cancer Treat Rep 62:1089–1091

Jordan WM, Valdivieso M, Frankmann C, Gillespie M, Issell BF, Bodey GP, Freireich E (1981) Treatment of advanced adenocarcinoma of the lung with ftorafur, doxorubicin, cyclophosphamide, and cisplatin (FACP) and intensive i.v. hyperalimentation. Cancer Treat Rep 65:197–205

Kelsen D, Gralla R, Stoopler M, Casper E, Cheng E, Kosloff C, Golbey R (1982) Cisplatin, doxorubicin, cyclophosphamide, and vindesine combination chemotherapy for non-small cell lung cancer. Cancer Treat Rep 66:247–251

Klein HO, Christian E, Coerper C, Dias Wickramanayake P (1982) High-dose Ifosfamide and Mesna as continuous Infusion over Five Days - A Phase I/II Trial. 13th International Cancer Congress, Seattle, USA (Abstr Vol)

Knost JA, Greco FA, Hande KR, Richardson RL, Fer MF, Oldham RK (1981) Cyclophosphamide, doxorubicin, and cis-platin in the treatment of advanced non-small cell lung cancer. Cancer Treat Rep 65:941:945

Lad TE, Nelson RB, Diekamp U et al. (1981) Immediate versus postponed combination chemotherapy (CAMP) for unresectable non-small cell lung cancer: A randomized trial. Cancer Treat Rep 65:973–978

Lanzotti VJ, Thomas DR, Boyle LE, Smith TL, Gehan EA, Samuels ML (1977) Survival with inoperable lung cancer. Cancer 39:303

Livingston R (1981) Combined modality therapy in lung cancer - 1980. 3rd International Conference on the adjuvant Therapy of Cancer. March 18–21, 1981, Tucson, Arizona/USA (Abstr Vol 33)

Livingston RB, Mira J, O'Bryan RM (1981) Four-drug combination chemotherapy in extensive non-small lung cancer: a southwest oncology group pilot study. Cancer Treat Rep 65:143–144

Mattson K, Holsti LR, Salmo M, Saastamoinen M, Ahlstedt S, Holsti P (1980) Vindesine in the treatment of small cell and non-small cell bronchogenic carcinoma: preliminary results. Cancer Treat Rev (Suppl) 7:65–70

Miller T, McMahon LJ, Livingston RB (1980) Extensive adenocarcinoma and large cell undifferentiated carcinoma of the lung treated with 5-FU, vincristine, and mitomycin C (FOMi). Cancer Treat Rep 64:1241–1245

Milstein D, Robinson E (1981) Four-drug combination chemotherapy in advanced lung cancer: methotrexate, doxorubicin, cyclophosphamide and CCNU. Cancer 48:2358–2363

Minna J, Higgins GA, Glatstein EJ (1982) Cancer of the lung. In: DeVita VT Jr, Hellmann S, Rosenberg SA (eds). Cancer - principles and practice of oncology. Lippincott, Philadelphia Toronto pp 396–474

Mitrou PS, Fischer M, Schneider M (1981) Chemotherapy of inoperable non-Small cell carcinoma of the lung with vindesine, cis-platinum and cyclophosphamide: a pilot study. In: Brade W, Nagel GA, Seeber S (eds) Proceedings of the International Vinca Alkaloid-Symposium Vindesine, Frankfurt/Main 1980. Karger, Basel München Paris London New York Sydney, pp 405–409

Monfardini S, Brunner K, Crowther D, Olive D, MacDonald J, Eckhardt S, Whitehouse J (1981) Manual of cancer chemotherapy, 3rd edn. UICC, Geneva, pp 123–127 (with the collaboration of Reed D)

Morgan LR, Posey LE, Rainey J, Bickers J, Ryan D, Vial R, Hull EW (1981) Ifosfamide: A weekly dose fractionated schedule in bronchogenic carcinoma. Cancer Treat Rep 65:693–695

Nichols WC, Eagan RT, Frytak S, Ingle JN, Creagan ET, Kvols LK (1980) Phase II evaluation of AMSA in patients with metastatic lung cancer. Cancer Treat Rep 64:1383–1385

Østerlind K, Horbov S, Dombernowsky P, Rørth M, Hansen HH (1982) Vindesine in the treatment of squamous cell carcinoma, adenocarcinoma, and large cell carcinoma of the lung. Cancer Treat Rep 66:305–309

Pannuti F, Lelli G, Casadio M, Piana E, DiMarco AR (1980) High-dose cyclophosphamide versus cyclophosphamide, methotrexate, 5-FU, and hydroxyurea (CMFH) in the treatment of stage III non-small cell bronchogenic carcinoma: A randomized trial. Cancer Treat Rep 64:1131–1134

Pisoni MB, Libretti A, Piazza E et al. (1981) Phase II study of cyclophosphamide and hexamethylmelamine in non-oat cell bronchogenic carcinoma. Cancer Treat Rep 65:731–732

Richards F, Howard V, Shore A et al. (1981) Combination chemotherapy with and without the methanol-extracted residue of bacillus Calmette-Guerin (MER) in extensive non-small-cell lung cancer: A prospective randomized study for the Piedmont Oncology Association. Cancer 47:2827–2832

Rosenthal CJ, Ritter S, Platica O (1982) Bleomycin, cisplatin, vincristine, and methotrexate in advanced non-small cell bronchogenic carcinoma. Cancer Treat Rep 66:205–206

Rozenczweig M, Kenis Y (1975) European studies with adriamycin in lung cancer. Cancer Treat Rep (3) 6:343–347

Ruckdeschel JC, Codish SB, Stranaham A, McKneally MF (1972) Postoperative empyema improves survival in lung cancer. Demonstration and analysis of a natural experiment. N Engl J Med 287:1013

Ruckdeschel YC, Mehta CR, Salazar OM, Cohen M, Vogel S, Koons LS, Lerner H (1981a) Chemotherapy for inoperable non-small cell bronchogenic carcinoma: EST 2575, Generation II. Cancer Treat Rep 65:965–972

Ruckdeschel KC, Mehta CR, Salazar OM, Creech RH, Sponzo RW (1981b) Chemotherapy for metastatic non-small cell bronchogenic carcinoma: EST 2575, Generation III, HAM versus CAMP. Cancer Treat Rep 65: 959–963

Samson MK, Freile RJ, Baker LH, Cummings G, Talley RW (1981) Phase II study of AMSA in lung cancer. Cancer Treat Rep 65:655–658

Schaerer R, Sotto JJ, Wiget U, Perdix A, Beusa JC, Ribaud P (1977) Chemotherapy of bronchogenic carcinomas by a combination of cyclophosphamide, methotrexate, vincristine and bleomycin. Eur J Cancer Clin Oncol 13:425–428

Schulman P, Budman DR, Vinciguerra V, Weiselberg L, Abrams S, Degnan T (1982) Phase II study of divided-dose vinblastine in non-small cell bronchogenic carcinoma. Cancer Treat Rep 66:171–172

Serrou B, Cupissol D, Favier F, Michel FB (1981) Opposite results in two randomized trials evaluating the adjunct value of peripheral intravenous nutrition in lung cancer patients. 3rd International Conference on the adjuvant Therapy of Cancer, March 18–21, 1981, Tucson, Arizona, USA (Abstr Vol 30)

Stoopler MB, Kelsen DP, Gralla RJ, Casper ES, Cheng E, Golbey RB (1980) Vindesine, cis-dichlorodiammineplatinum (II), cytoxan and adriamycin combination chemotherapy in non-small cell lung cancer. Proc Am Assoc Cancer Res 21:457

Takita H, Marabella PC, Edgerton F, Rizzo D (1979) Cis-dichlorodiammineplatinum (II), adriamycin, cyclophosphamide, CCNU, and vincristine in non-small cell lung carcinoma: a preliminary report. Cancer Treat Rep 63:29–33

Takita H, Hollinshead AC, Bjornsson B (1980) Chemotherapy, surgery and immunotherapy of inoperable lung cancer. Proc Am Assoc Cancer Res 19:C–50

Valaitis J, Warren S, Gamble D (1981) Increasing incidence of adenocarcinoma of the lung. Cancer 47:1042–1046

Vincent RG, Lane WW, Raza S, Madajewicz S (1982) Cisplatin combination chemotherapy in non-oat cell carcinoma of the lung. Cancer Treat Rep 66:197–198

Vogelzang NJ, Bonomi PD, Rossof AH, Wolter J (1978) Cyclophosphamide, adriamycin, methotrexate, and procarbazine (CMAP) treatment of non-oat cell bronchogenic carcinoma. Cancer Treat Rep 62:1595–1597

Vogl SE, Wollner D, Kaplan BH, Berenzweig M (1980) Combination chemotherapy for non-small cell bronchogenic carcinoma with bleomycin, doxorubicin, methotrexate, and dis-dichlorodiammineplatinum (II) (BAMP). Cancer Treat Rep 64:717–719

Wheeler RH, Liepman MK, Baker SR, Earhart RH, Bull FE, Ensminger WD (1980) Bleomycin, vincristine, and mitomycin C with or withouthmethotrexate in the treatment of squamous cell carcinoma. Cancer Treat Rep 64:943–949

Strahlentherapie des Bronchialkarzinoms

H.-P. HEILMANN

1 Einleitung

Die kurativen Behandlungserfolge der Strahlentherapie beim inoperablen, nicht kleinzelligen Bronchialkarzinom sind leider sehr gering, aber immerhin vorhanden. Diese weithin unbekannte Tatsache in Verbindung mit den Möglichkeiten der Palliativtherapie geben der Strahlentherapie in der Behandlung dieses Tumors insofern eine nicht unerhebliche Bedeutung, da die Möglichkeiten alternativer Behandlungsmethoden, speziell der Chemotherapie, heute ebenfalls noch sehr begrenzt sind.

Beim kleinzelligen Bronchialkarzinom stellen Chemotherapie und Strahlentherapie zusammen die sogenannte integrierte Therapie dieses Tumors dar. Hierbei kommt der Strahlentherapie im wesentlichen der Auftrag der „Konsolidierung" des chemotherapeutisch erreichten Behandlungserfolges zu.

2 Das nicht kleinzellige Bronchialkarzinom

Es ist unumstritten, daß alle operablen Karzinome mit den Histologien Plattenepithelkarzinom, Adenokarzinom und großzelliges Karzinom - also die sogenannten nicht kleinzelligen Bronchialkarzinome - der chirurgischen Therapie zugeführt werden sollten. 70% aller von diesem Tumor befallenen Patienten sind jedoch in der Regel inoperabel. In der Behandlung dieser Patienten scheiden sich nun die Geister: ein nicht unerheblicher Teil der Ärzte ist der Auffassung, daß bei diesen Patienten keine oder allenfalls eine palliative Behandlung zur Verfügung steht.

Diese Auffassung ist sicher so nicht richtig! Es gibt inzwischen Beweise, daß eine kurative Behandlung der nicht kleinzelligen Bronchialkarzinome im Prinzip auch dann möglich ist, wenn der Patient nicht operiert werden kann. Unter bestimmten Umständen kann mit einer Strahlentherapie eine *Ausheilung* des Tumorleidens erreicht werden. Der Prozentsatz dieser Patienten wird allerdings immer begrenzt bleiben.

Voraussetzung für eine Strahlentherapie mit kurativer Zielsetzung ist, daß

1. keine Fernmetastasen vorliegen,
2. die Tumorausbreitung und Tumormasse nicht zu groß sind,
3. der Tumor ausreichend strahlensensibel ist,
4. alle Tumorausläufer erfaßt werden,

5. die Strahlendosis genügend hoch ist und
6. die Methodik der Strahlentherapie so gestaltet ist, daß das gesunde Gewebe ausreichend geschont wird.

Diese Auflistung demonstriert noch einmal deutlich, daß es sich bei den Patienten, die einer kurativen Strahlentherapie zugeführt werden können, von vornherein um einen nur begrenzten Prozentsatz der Kranken mit bösartigem Lungentumor handeln kann.

2.1 Strahlendosis

Es ist lange Zeit verkannt worden, daß der Strahlendosis eine zentrale Bedeutung in der Bekämpfung bösartiger Tumoren, speziell epithelialer Tumoren, zukommt. Aus strahlenbiologischen Untersuchungen ist bekannt, daß Karzinome bei nicht zu großer Tumormasse eine Dosis von ca. 60 Gy (6000 rd) in 6 Wochen zu ihrer definitiven Vernichtung brauchen. Je größer die Tumormasse, desto höher ist die erforderliche Dosis.

Beim Bronchialkarzinom kann dies an zwei klinischen Ergebnissen demonstriert werden: Im Rahmen der „Deutschen Gemeinschaftsstudie" (Heilmann et al. 1976) konnte an über 3000 Fällen gezeigt werden, daß 5-Jahres-Überlebensraten nach alleiniger Strahlentherapie nur bei Dosen oberhalb von 50 Gy (5000 rd) in 5 Wochen zu erreichen waren.

In dem Protokoll RTOG 73-01 konnten Perez et al. (1980) nachweisen, daß die Lokalrezidivrate bei Strahlentherapie des inoperablen nicht kleinzelligen Bronchialkarzinoms von 45 auf 24% gesenkt wurde durch Steigerung der Strahlendosis von 40 Gy (4000 rd) in 4 Wochen auf 60 Gy (6000 rd) in 6 Wochen.

Die Bedeutung einer ausreichend hohen Tumordosis kann auch durch den Umkehrschluß demonstriert werden: Die Studien von Roswit et al. (1968) und Durrant et al. (1971), die gerade in Deutschland gern als Beleg für die Unwirksamkeit einer Strahlentherapie zitiert werden, wurden mit Tumordosen von 40 Gy (4000 rd) durchgeführt. Die Unwirksamkeit einer solchen Behandlung im kurativen Sinne - also mit dem Ziel der Verlängerung der Überlebenszeiten oder der Heilung des Patienten - konnte angesichts der verwendeten Strahlendosen von 40 Gy (4000 rd) strahlenbiologisch vorhergesagt werden.

2.2 Das Zielvolumen

Das Zielvolumen, also die Körperregionen, die die verordnete Tumordosis erhalten sollen, muß beim Bronchialkarzinom den eigentlichen Primärtumor mit einem entsprechenden Sicherheitssaum, den ipsilateralen bzw. auch kontralateralen Hilus sowie das gesamte obere Mediastinum bis zum Jugulum erfassen. Es ist sozusagen eine en-bloc-Bestrahlung des Primärtumors und des dazugehörigen Lymphabflußsystems von Nöten. Die Kenntnis über diese Lymphausbreitungswege verdanken wir nicht zuletzt den mediastinoskopischen Untersuchungen von Greschuchna u. Maaßen (1973).

2.3 Strahlenmethodik

Die Einstrahlung sehr hoher Strahlendosen ist mit nicht unerheblichen Risiken verbunden. Es seien hier nur die Strahlenpneumonitis, die Strahlenfibrose, die Strahlenmyelitis und die Strahlenkardiomyopathie genannt.
Bereits ab Dosen von 25 Gy muß mit einer Pneumonitis, bei Dosen um 50 Gy mit ausgeprägten Lungenfibrosen gerechnet werden. Dosen oberhalb von 40 Gy bis 45 Gy bei normaler Fraktionierung bergen die Gefahr der Strahlenmyelitis in sich.
Der Vermeidung dieser Gefahren dient eine mit großer Genauigkeit (unter Einsatz von Simulatoren, elektronischen Rechenanlagen und neuerdings Computertomogrammen) durchgeführte Bestrahlungsplanung. Durch Unterbrechung der Bestrahlungsserie (sogenannte Split-Course-Technik) sowie den systematischen Einsatz der "shrinking field technic" sind weitere Möglichkeiten gegeben, die Verträglichkeit einer hochdosierten Strahlentherapie zu verbessern.

3 Ergebnisse einer Strahlentherapie des nicht kleinzelligen Bronchialkarzinoms mit kurativer Zielsetzung

Die Gruppe der nicht kleinzelligen Bronchialkarzinome, die nicht operiert wird, gliedert sich in 3 Gruppen:
1. Lokal begrenzte Karzinome, die aus verschiedenen Gründen nicht operabel sind oder nicht operiert wurden;
2. Tumoren, die nicht lokal begrenzt sind, sondern bereits eine regionäre Ausbreitung zeigen (mediastinale Metastasen, Klassifikation N_2).
3. Patienten mit Fernmetastasen (Klassifikation M_1 oder auch extensive disease).

Für eine Strahlentherapie mit kurativer Zielsetzung geeignet ist im wesentlichen die erste Gruppe, speziell Tumoren der Klassifikation T_1, T_2 N_0 M_0. In Einzelfällen gelingt auch in der zweiten Gruppe - also bei Patienten mit mediastinalen Metastasen bzw. der Klassifikation N_2 - noch eine Ausheilung des Tumors. In unserem eigenen Krankengut befindet sich ein Patient, bei dem die mediastinalen Metastasen mediastinoskopisch histologisch gesichert wurden und der jetzt nach Strahlentherapie im 10. Jahr überlebt. In der dritten Gruppe bei den Patienten mit Fernmetastasen ist der Einsatz der Strahlentherapie, wenn überhaupt, unter gezielter Palliation sinnvoll.

3.1 Prognostische Faktoren

Die Prognose eines Kranken mit nicht kleinzelligem Bronchialkarzinom, der sich einer Strahlentherapie mit kurativer Zielsetzung unterzieht, hängt nicht nur von der Tumorausbreitung - dem Stadium - ab, sondern auch von der Histologie, vom Karnofsky-Index und vom Grad der Tumorrückbildung bei der Strahlenbehandlung, also der Remission.
So beträgt die mediane Überlebenszeit nach Angaben von Perez et al. (1980) für Plattenepithelkarzinome 43 Wochen, für Adenokarzinome 37 Wochen und

für großzellige anaplastische Karzinome 50 Wochen. Die Verhältnisse in unserem eigenen Krankengut liegen etwas anders, ich komme darauf noch zurück.

Der Allgemeinzustand, ausgedrückt als KARNOFSKY-Index, beeinflußt die Prognose nicht unerheblich, die Überlebenszeit eines Kranken mit Bronchialkarzinom wird häufig durch den Allgemeinzustand mehr beeinflußt als durch therapeutische Maßnahmen.

Von entscheidender Bedeutung für einen Therapieeffekt ist auch der Grad der Tumorrückbildung unter der Behandlung, also die Remission des Tumors.

3.2 5-Jahresüberlebensraten nach Strahlentherapie des nicht kleinzelligen Bronchialkarzinoms mit kurativer Zielsetzung

Im Rahmen der Deutschen Gemeinschaftsstudie (Heilmann et al. 1976) konnte zwar nur eine Gesamtüberlebensrate von 2% nach 5 Jahren beobachtet werden, zentrale Karzinome der Klassifikation T_1, T_2 N_0 M_0 hatten jedoch eine 5-Jahres-Überlebensrate von 8,4%, periphere Tumoren dieser Klassifikation eine solche von 10,6%!

Die in die Gemeinschaftsstudie eingebrachten Patienten des Hermann-Holthusen-Institutes, die konsequent mit 60 Gy behandelt worden waren, hatten eine 3-Jahres-Überlebensrate von 20% und eine 5-Jahres-Überlebensrate von 14% (Tabelle 1).

Tabelle 1. Überlebensraten nach kurativer Strahlentherapie des Bronchialkarzinoms am Hermann-Holthusen-Institut für Strahlentherapie, Hamburg, (Zeitraum 1. 1. 62–31. 12. 71), Klassifikation: T1–T2 No Mo Dosis 6000 rd und mehr (Kobaltbestrahlungsgerät)

3-Jahres-Überlebensrate	18/90 = 20%
5-Jahres-Überlebensrate	7/50 = 14%

Ähnliche Ergebnisse werden von Perez et al. (1980), Coy (1978), Shehata (1977) und Smart (1966) berichtet. In Deutschland erzielte Schumacher (1973) mit einer hochdosierten Elektronentherapie Heilungen in einem gewissen Prozentsatz.

Am Hermann-Holthusen-Institut haben wir seit 1976 mit der oben beschriebenen Methodik bei potentiell kurablen Bronchialkarzinomen eine hochdosierte Strahlentherapie mit einer Gesamtdosis von 70 Gy durchgeführt.

Die 1-Jahres-Überlebensrate der Fälle ohne mediastinale Metastasierung beträgt 56%, die 2-Jahres-Überlebensrate 28%. Die 1-Jahres-Überlebensrate der Fälle mit mediastinaler Metastasierung 43, die 2-Jahres-Überlebensrate 14%. Im Gesamtkrankengut der M_0-Fälle, d.h. also der „limited disease-Fälle" betrug die 1-Jahres-Überlebensrate 52, die 2-Jahres-Überlebensrate 23%.

Beim Vergleich mit dem Krankengut der Deutschen Gemeinschaftsstudie, bei dem es sich ebenfalls um die M_0-Fälle handelte, liegen die Überlebensraten bei dem geschilderten Vorgehen bisher deutlich höher (1-Jahres-Überlebensrate am HHI 52% gegenüber 31,2% in der Gemeinschaftsstudie, 2-Jahres-Überlebensrate 23% am HHI gegenüber 10,8% in der Gemeinschaftsstudie). Ob dieser Effekt auch in den folgenden Jahren zu beobachten sein wird, bleibt abzuwarten.

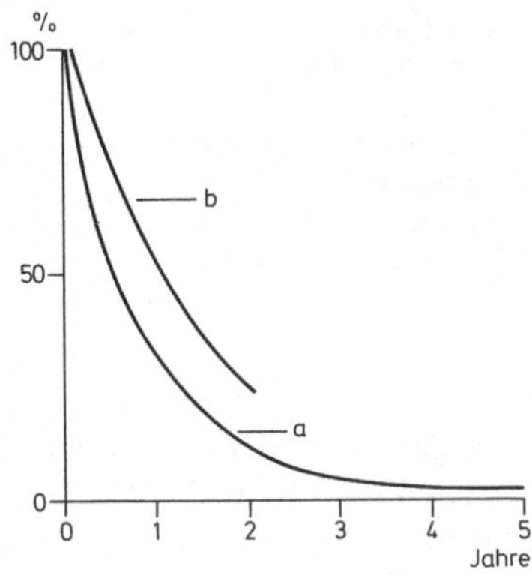

Abb. 1. Überlebenskurven nach Strahlentherapie des nicht kleinzelligen Bronchialkarzinoms (ohne M_1-Fälle). *a* Deutsche Gemeinschaftsstudie 1975, 3662 Fälle; *b* H.H.I., St. Georg, Hamburg, 1976–1979, 60 Fälle

3.3 Vergleich mit der Chemotherapie

Die Alternative zum radiotherapeutischen Vorgehen heißt Chemotherapie. Es ist deshalb nicht uninteressant, einen Vergleich zu versuchen, nicht zuletzt da zunehmend inoperable nicht kleinzellige Bronchialkarzinome der Klassifikation limited disease, bei denen zumindest zum Teil noch die Möglichkeit einer kurativen Strahlenbehandlung besteht, chemotherapiert oder in chemotherapeutische Studien eingebracht werden. Die publizierten Remissionsraten (Teilremission und Vollremission) nach Chemotherapie betragen bei den Fällen der Klassifikation limited disease im Mittel 50%. Die Remissionsrate der im Hermann-Holthusen-Institut seit 1976 behandelten Fälle beträgt 65%, bei den differenzierten Karzinomen 77%, bei den undifferenzierten Karzinomen 33%. Eine Überlegenheit der Chemotherapie über die Radiotherapie läßt sich daraus nicht ablesen.

Tabelle 2. Vergleich Radiotherapie - Chemotherapie des inoperablen nicht-kleinzelligen Bronchialkarzinoms

Remissionsraten	
Nach Radiotherapie (H.H.I.)	
Alle Fälle	40/62 = 65%
Diff. Karzinome	34/44 = 77%
Undiff. Karzinome	6/18 = 33%
Nach Chemotherapie	
Chahinian et al. 1979	7/15 = 47%
Goldhirsch et al. 1981	3/13 = 23%
Klastersky et al. 1981	22/32 = 69%
Holsti u. Mattson 1980	16/36 = 44%

Tabelle 3. Vergleich Radiotherapie - Chemotherapie des inoperablen nicht-kleinzelligen Bronchialkarzinoms

Mediane Überlebenszeit	
Nach Radiotherapie (H.H.I.)	
$T_{1-3}N_{0-2}M_0$-Fälle	60 Wochen
M_1-Fälle	11 Wochen
Nach Chemotherapie	
Brunner 1979	43 Wochen
Chahinian et al. 1979	40 Wochen
Klastersky et al. 1981	54 Wochen

Die mediane Überlebenszeit nach Polychemotherapie beträgt nach Veröffentlichungen von Brunner (1979), Chahinian et al. (1979) und Klasterski et al. (1981) 43, 40 bzw. 54 Wochen bei M_0-Fällen (limited disease).
Die mediane Überlebenszeit der M_0-Fälle des Hermann-Holthusen-Institutes beträgt 60 Wochen. Hier läßt sich ebenfalls keine Überlegenheit der Chemotherapie erkennen.

Tabelle 4. Vergleich Radiotherapie - Chemotherapie des inoperablen nicht-kleinzelligen Bronchialkarzinoms

5-Jahres-Überlebensraten[a]	
Nach Radiotherapie	
Dtsch. Gemeinsch. Studie 1975:	8,4–10,6%
H.H.I.	14%
Nach Chemotherapie	
Keine Ergebnisse bekannt	

[a] bei Frühfällen

Ich erwähnte schon, daß - wenn auch nur in wenigen Fällen - eine Heilung des inoperablen nicht kleinzelligen Bronchialkarzinoms durch alleinige Strahlentherapie möglich ist. Ich verweise noch einmal auf die Werte von 8,4 bzw. 10,6% 5-Jahres-Heilungen für T_1, T_2 N_0-Fälle in der Deutschen Gemeinschaftsstudie und von 14% 5-Jahresheilungen im Krankengut des Hermann-Holthusen-Institutes. Entsprechende Ergebnisse nach Chemotherapie sind bisher nicht bekannt geworden.

4 Adjuvante Radiotherapie

Nach heutigem Wissen ist bei Tumoren bis zur Klassifikation N_1 bei vollständiger Resektion eine postoperative Strahlentherapie nicht sinnvoll. Dieses konnte sowohl durch die Studie von Paterson und Russel (1962) wie auch in

neuerer Zeit durch van Houtte et al. (1980) gezeigt werden. Wir sehen deshalb heute keine Indikation zur routinemäßigen postoperativen Bestrahlung. Eine Indikation zur postoperativen Bestrahlung besteht unseres Erachtens nur bei inkompletter Resektion und beim Vorliegen mediastinaler Metastasen, wenn die Operation, wie inzwischen an mehreren Lungenkliniken geübt, im Hinblick auf eine postoperative Strahlentherapie trotz der mediastinalen Metastasierung in Angriff genommen wurde. Eine Rechtfertigung dieser Indikation durch exakte Zahlen gelingt allerdings auch heute noch nicht.
Eine Verbesserung der Ergebnisse durch präoperative Strahlentherapie konnte in den verschiedensten Studien ebenfalls nicht nachgewiesen werden. Eine Zusammenstellung findet sich kürzlich bei Sherman u. Weichselbaum (1981).

5 Palliative Strahlentherapie

Der Effekt einer palliativen Strahlentherapie beim nicht kleinzelligen Bronchialkarzinom ist weithin bekannt. Auf Einzelheiten braucht deshalb hier nicht weiter eingegangen zu werden. In diesem Bereich scheint uns die Alternative der Chemotherapie deutlich interessanter als bei den potentiell kurativ zu behandelnden Fällen. Nach einer Studie der SAKK (Brunner et al. 1978) beträgt die Remissionsrate bei der Chemotherapie bis zu 55%. Wir bevorzugen die Chemotherapie in erster Linie bei den disseminierten Formen, im direkten Vergleich ist nach unseren Erfahrungen die Remissionsrate der Radiotherapie bei lokaler Applikation deutlich größer.

6 Strahlentherapie beim kleinzelligen Bronchialkarzinom

Aus Zeitgründen sei auf dieses Thema nur kurz eingegangen. Die kombinierte Chemo-Radiotherapie des kleinzelligen Bronchialkarzinoms ist heute die Standardbehandlung. Wichtig scheint es mir, darauf hinzuweisen, daß bei der allgemein üblich gewesenen Dosis von 30 Gy eine doch sehr hohe Rate von Lokalrezidiven beobachtet wurde, so daß wir - wie andere Zentren auch - die Dosis jetzt wieder auf 45 Gy erhöht haben. Der über 30 Gy hinausgehende Anteil der Strahlung wird allerdings kleinvolumig, meist mittels einer Rotationsmethodik, auf den Bereich des ehemaligen Tumorsitzes eingestrahlt.
Es erscheint uns weiterhin sinnvoll, die Chemotherapie nicht für die Radiotherapie zu unterbrechen, sondern zunächst zu Ende zu führen und erst im Anschluß daran eine Radiotherapie einzuleiten, sofern es sich um Responder handelt. Bei Non-Respondern muß die Strahlentherapie naturgemäß eher zum Einsatz kommen.
Die Überprüfung der Frage, ob primär mit Chemotherapie oder primär mit Radiotherapie begonnen werden soll, läßt sich dahingehend beantworten, daß die Ergebnisse bei primärer Chemotherapie etwas besser sind. Dies konnte sowohl in einer Hamburger Studie (CCR-Studie, noch nicht voll veröffentlicht) als auch von Brunner (1979) und von Perez et al. (1981) bestätigt werden.

7 Zusammenfassung

70% der nicht kleinzelligen Bronchialkarzinome sind im Regelfall nicht operabel. Ein therapeutischer Nihilismus ist trotzdem hier nicht angebracht: Bei Beherrschung einer entsprechenden strahlentherapeutischen Methodik und Einstrahlung von Dosen bis 70 Gy läßt sich ein gewisser Prozentsatz von Fällen mit alleiniger Strahlentherapie heilen! Bei T_1, T_2 M_0-Fällen wurden bis zu 14% 5-Jahres-Heilungen erreicht, in Einzelfällen gelingt eine kurative Behandlung sogar noch bei mediastinaler Metastasierung. Eine präoperative Strahlenbehandlung hat sich nach heutigem Wissen nicht bewährt, eine postoperative Strahlenbehandlung kommt nur bei unvollständiger Resektion oder beim Vorliegen mediastinaler Metastasen in Betracht.

Bei der kombinierten Chemo-Radiotherapie des kleinzelligen Bronchialkarzinoms sollte die Dosis im Bereich des Primärtumors von 30 Gy wieder auf 45 Gy angehoben werden, da die Lokalrezidivraten sonst sehr hoch sind.

Die Möglichkeiten der Behandlung nicht operabler Bronchialkarzinome sind auch unter Heranziehung sämtlicher heute bestehenden Möglichkeiten begrenzt, sollten aber trotzdem voll ausgeschöpft werden, um den wenigen Patienten, die die Chance einer Heilung haben, diese nicht vorzuenthalten.

Literatur

Brunner K (1979) Strahlentherapie bzw. Chemotherapie allein versus kombinierte Strahlen- und Chemotherapie beim Plattenepithelkarzinom und kleinzelligen Bronchialkarzinom. AIO-Symposium Marburg Okt. 1979

Chahinian AP, Mandel EM, Holland JF, Jaffrey IS, Teirstein S (1979) MACC (Methotrexate, Adriamycin, Cyclophosphamide and CCNU) in advanced lung cancer. Cancer 43:1590–1597

Coy P (1978) Curative radiotherapy in lung cancer. Int J Radiat Oncol Biol Phys Suppl 2 4:72

Durrant KR, Ellis F, Black JM, Berry RJ, Ridehalgh FR, Hamilton WS (1971) Comparison of treatment policies in inoperable bronchial carcinoma. Lancet 1:715–719

Greschuchna D, Maassen W (1973) Die lymphogenen Absiedlungswege des Bronchial-Carcinoms. Thieme, Stuttgart

Heilmann H-P, Doppelfeld E, Fernholz H-J et al. (1976) Ergebnisse der Strahlenbehandlung des Bronchialkarzinoms. Dtsch Med Wochenschr 101:1557–1562

Houtte P van, Rocmans P, Smets P, Goffin JC, Lustman-Maréchal J, Vanderhoeft P, Henry J (1980) Postoperative radiation therapy in lung cancer: a controlled trial after resection of curative design. Int J Radiat Oncol Biol Phys 6:983–986

Klastersky J, Longeval E, Nicaise C, Weerts D (1981) Ectoposide and Cisplatinum in non-small cell bronchogenic carcinoma. Ectoposid-Symposium, Frankfurt/Main, Mai 1981

Paterson R, Russell MH (1962) Lung cancer, value of postoperative radiotherapy. Clin Radiol 13:141–144

Perez CA, Stanley K, Rubin P et al. (1980) Pattern of tumor recurrence after definitive irradiation for inoperable non-oat cell carcinoma of the lung. Int J Radiat Oncol Biol Phys 6:987–994

Perez CA, Krauss S, Bartolucci AA et al. (1981) Thoracic and elective brain irradiation with concomittand or delayed multiagent chemotherapy in the treatment of localized small cell carcinoma of the lung. Cancer 47:2407–2413

Roswit B, Patno ME, Rapp R, Veinbergs A, Feder B, Stuhlbarg J, Reid CB (1968) The survival of patients with inoperable lung cancer: a large-scale randomized study of radiation therapy versus placebo. Radiology 90:668–697

Schumacher W (1973) Nutzbarmachung neuer Erkenntnisse über die Fraktionierung bei der Bestrahlung bösartiger Tumoren für die Praxis. Röntgenberichte 1:91–100

Shehata WM (1977) Role of radiation therapy in bronchogenic carcinoma. Ohio State Med J 73:605–611

Sherman DM, Weichselbaum RR (1981) The use of preoperative radiation therapy in the treatment of lung carcinoma. In: Livingstone RB (ed) Lung cancer 1. Nijhoff, The Hague Boston London, pp 63 ff.

Smart J (1966) Can cancer of the lung be cured by irradiation alone? JAMA 195:1034–1035

Mammakarzinom

Die adjuvante Chemotherapie beim Mammakarzinom

K. W. Brunner

Abkürzungen

Studiengruppen:

NSABP:	National Surgical Adjuvant Breast Project
SWOG:	South West Oncology Group
CALGB:	Cancer and Leukemia Group B
OSAKO:	Ostschweizerische Arbeitsgruppe für Klinische Onkologie

Zytostatika und Zytostatikakombinationen

L-PAM:	L-Phenylalaninmustard (Alkeran)
CMF:	Cyclophosphamid, Methotrexat, 5-Fluorouracil
CMFVP:	wie CMF plus: Vincristin, Prednison
FAC:	5-Fluorouracil, Adriamycin, Cyclophosphamid
PF:	L-PAM (Alkeran), 5-Fluorouracil
PFT:	L-PAM (Alkeran), 5-Fluorouracil, Tamoxifen
LMF:	Leukeran (Chlorambucil), Methotrexat, 5-Fluorouracil

Andere Abkürzungen

RFS:	Rezidivfreie Überlebensrate
TS:	Gesamtüberlebensrate (Total Survival)
N 1-3	1-3 befallene axilläre Lymphknoten
N 4+	4 und mehr befallene axilläre Lymphknoten

Die ersten klinischen Versuche mit der adjuvanten Chemotherapie begannen vor mehr als 20 Jahren. Sie erfolgten aus der Erkenntnis, daß die Prognose und die Heilbarkeit des operablen Mammakarzinoms nur zu einem beschränkten Teil von der Radikalität der lokalen therapeutischen Maßnahmen, wie Art der Operation oder Strahlentherapie, abhängt. Es setzte sich die Erkenntnis aufgrund zahlreicher retrospektiver und prospektiver Untersuchungen durch, daß in erster Linie das Vorhandensein oder Fehlen von Mikrometastasen zum Zeitpunkt der Primärbehandlung, die mit den heutigen klinischen Methoden nicht nachgewiesen werden können, den weiteren Verlauf der Krankheit bestimmt. Die Art der Lokalbehandlung vermag lediglich die Häufigkeit des Lokalrezidivs, nicht aber die langfristige Prognose zu beeinflussen [6, 15].

Die Ausbreitung des Mammakarzinoms in die axillären Lymphknoten ist der wichtigste Indikator für das gleichzeitige Vorhandensein einer sich später manifestierenden Fernmetastasierung [14]. Die seit Jahrzehnten innerhalb der gleichen Stadien unveränderte Prognose des Mammakarzinoms kann somit nur durch die Entwicklung wirksamer Systemtherapien, die in der Lage sind, bei der Diagnose vorhandene Mikrometastasen zu eliminieren, verbessert werden.

Dies ist die Grundlage aller klinischen Studien über die adjuvante Chemotherapie beim lymphknotenpositiven operablen Mammakarzinom. Haben uns diese Studien, die in den letzten Jahren eine kaum mehr überblickbare Zahl erreicht haben, die gewünschten Antworten geliefert? Diese Frage kann nicht generell, sondern nur sehr differenziert beantwortet werden. Sicher liegen Teilantworten vor, die als gesichert betrachtet werden können. Es betrifft dies namentlich die grundsätzliche Wirksamkeit der adjuvanten Chemotherapie, an der heute aufgrund der längerfristigen Ergebnisse einiger dieser Studien nicht mehr gezweifelt werden kann. Dagegen bleiben folgende Fragen weitgehend oder noch völlig im Ungewissen:

- Wirksamkeit in den verschiedenen Untergruppen des operablen Mammakarzinoms (Prä-, Postmenopause; Untergruppen nach Zahl der befallenen Lymphknoten; Untergruppen nach anderen Risikofaktoren).
- Optimale Art, Dauer und Intensität der adjuvanten Chemotherapie je nach den genannten Untergruppen.
- Verhältnismäßigkeit von Aufwand und Erfolg in den verschiedenen Untergruppen.
- Langfristige Nebenwirkungen der adjuvanten Chemotherapie.
- Einfluß der adjuvanten Chemotherapie auf die nachfolgenden Behandlungen und die Überlebenszeit bei Patientinnen, die trotz der adjuvanten Maßnahmen rezidivieren [2, 29, 34].

In dieser Übersicht können nur einige der zahlreichen Probleme der adjuvanten Chemotherapie besprochen werden. Es sind dies in erster Linie die zur Zeit vorliegenden längerfristigen Ergebnisse der adjuvanten Chemotherapie, erste Untersuchungen über die optimale Dauer und Intensität der adjuvanten Chemotherapie, erste Resultate von Untersuchungen über die adjuvante Hormon- und Chemotherapie sowie das Problem der Verhältnismäßigkeit von Aufwand und Erfolg.

I. Langfristige Resultate von Studien zur adjuvanten Chemotherapie

Gesicherte Wirkungen der adjuvanten Chemotherapie sind nur durch Langzeitbeobachtung an einem ausreichend großen Krankengut faßbar. Der Nachweis solcher gesicherter Wirkungen wird noch dadurch erschwert, daß sich die zahlreichen Untergruppen des operablen Mammakarzinoms sehr verschieden verhalten können und generelle Aussagen von beschränkter Bedeutung sind.

Zur Zeit liegen die Zehnjahresresultate von zwei Studien mit der kurzfristigen perioperativen Monochemotherapie mit einer alkylierenden Substanz sowie

die Fünf- oder Sechsjahresresultate von 5 Studien vor, in denen die Chemotherapie über 1–2 Jahre nach der Operation verabreicht wurde.
Die erste, 1958 von der NSABP begonnene Studie über die kurzfristige perioperative Verabreichung von Thio-Tepa während 3 Tagen zeigte für das Gesamtkrankengut von 820 Patientinnen lediglich ein gewisses Hinausschieben der Rezidivhäufigkeit bis zum dritten Jahr [15]. Nach dieser Zeit war im Gesamtkollektiv kein Unterschied zwischen behandelter und Kontrollgruppe mehr nachweisbar. Dabei blieb ein signifikanter Unterschied in einer der Untergruppen zugunsten der Behandlung mit Thio-Tepa nach 10 und mehr Jahren unverändert: bei Frauen in der Prämenopause mit 4 und mehr befallenen axillären Lymphknoten betrug die rezidivfreie Rate nach 10 Jahren mit Thio-Tepa 32%, ohne Thio-Tepa 11%.
Mit einer ähnlichen kurzfristigen Endoxan-Therapie über 6 Tage unmittelbar postoperativ konnte eine skandinavische Gruppe eine über das 10. Jahr hinausreichende Verbesserung der Überlebensrate um 10% im Vergleich zur unbehandelten Kontrollgruppe beobachten [21]. Das Ergebnis war ab dem 4. Jahr gleich positiv für Frauen in der Prä- und Postmenopause. Weitere Untergruppen konnten nur retrospektiv und daher nicht schlüssig beurteilt werden.
Die eigentliche Ära der Untersuchungen über die adjuvante Chemotherapie beim lymphknotenpositiven operablen Mammakarzinom begann aber erst 1972 mit der NSABP-Studie über die zweijährige Verabreichung von L-PAM (Alkeran) an 5 Tagen alle 6 Wochen während 2 Jahren. Für diese Studie mit 851 Patientinnen liegt jetzt das Sechsjahresresultat vor [16, 23]. Die rezidivfreie Überlebensrate ist gesamthaft für die behandelte Gruppe nach 6 Jahren signifikant besser als für die unbehandelte Kontrollgruppe. Diese Verbesserung ist aber nur durch das günstige Ergebnis bei Frauen unter 50 Jahren mit weniger als 4 positiven axillären Lymphknoten bedingt. Frauen in der Postmenopause oder solche mit 4 und mehr axillären Lymphknoten zeigen keine Verbesserung (Tabelle 1).
Ebenfalls zu einem positiven Ergebnis kommt nach 6 Jahren die fast gleichzeitig begonnene Mailänder Studie mit der 14-tägigen Verabreichung von CMF (Endoxan/Methotrexat/5-Fluorouracil) alle 4 Wochen während eines Jahres.

Tabelle 1. Langfristige Resultate der adjuvanten Chemotherapie (Fisher 1981)

		Resultate 6 Jahre
NSABP (851 PAT)	↗ L-PAM 6 mg/m^2 × 5 alle 6 Wo., 2 Jahre	Prämenop./N_{1-3}: - RFS 25% besser nach 6 Jahren - TS 17% besser
	↘ Placebo	

NSABP: National Surgical Adjuvant Breast Project
L-PAM: L-Phenylalaninmustard (Alkeran)
RFS: Rezidivfreie Überlebensrate
TS: Gesamtüberlebensrate (Total Survival)
N_{1-3}: 1–3 metastatische axilläre Lymphknoten

Tabelle 2. Langfristige Resultate der adjuvanten Chemotherapie (Bonadonna 1981)

Mailand	→ CMF × 12: 179 Pat. → Kontrolle: 207 Pat.			
Resultate 6 Jahre		Kontrolle	CMF × 12	P
RFS alle Pat.		43,8%	55,7%	0,001
TS		64,5%	73,9%	0,12
Prämenopause	(RFS)	42,7%	59,8%	0,001
N_{1-3}	(RFS)	45,6%	65,1%	0,001

CMF: Cyclophosphamide (Endoxan)/Methotrexat/Fluorouracil
RFS: Rezidivfreie Überlebensrate
TS: Gesamtüberlebensrate (Total Survival)
N_{1-3}: 1-3 metastatische axilläre Lymphknoten

Diese Studie umfaßt insgesamt 386 Fälle. Auch diese Untersuchung kam nur bei prämenopausalen Frauen zu einem positiven Ergebnis zugunsten von CMF. Im Gegensatz zur NSABP-Studie profitieren mit der Kombinationschemotherapie nicht nur prämenopausale Frauen mit 1-3, sondern auch solche mit 4 und mehr befallenen axillären Lymphknoten (Tabelle 2) [3].
In einer dreiarmigen Studie verglich die Manchester-Gruppe L-PAM, verabreicht während 2 Jahren, mit dem CMF-Schema während eines Jahres (allerdings etwas niedriger dosiert als in der Mailänder-Studie) und mit einer unbehandelten Kontrollgruppe bei insgesamt 215 Fällen. Die rezidivfreie Überle-

Tabelle 3. Langfristige Resultate adjuvanter Studien (Howat 1981)

Manchester-Studie	→ Kontrolle	78 Pat.
	→ L-PAM × 16	58 Pat.
	→ CMF × 12	79 Pat.
Resultate 6 Jahre:		
- Alle Pat.:	CMF besser als L-PAM od. Kontrolle	
- Postmenop:	CMF besser als L-PAM od. Kontrolle	
- Prämenopause:	CMF und L-PAM besser CMF gleich gut wie L-PAM	
- N_{1-3}:	CMF und L-PAM besser als Kontrolle	
- N_{4+}:	Trend für CMF ($p = 0{,}14$)	

L-PAM: L-Phenylalaninmustard (Alkeran)
CMF: Cyclophosphamide (Endoxan)/Methotrexat/Fluorouracil
N_{1-3}: 1-3 befallene axillare Lymphknoten
N_{4+}: 4 und mehr befallene axilläre Lymphknoten

bensrate nach 6 Jahren ist sowohl bei der mit L-PAM wie auch bei der mit CMF behandelten Gruppe gesamthaft höher als in der Kontrollgruppe [12]. In der Untergruppe Prämenopause ist CMF und L-PAM etwa gleich gut und signifikant besser als keine Therapie; in der Postmenopause zeigt nur CMF eine Wirkung. Nach Zahl der befallenen axillären Lymphknoten profitiert nur die Gruppe mit weniger als 4 positiven Drüsen von der adjuvanten Chemotherapie, und zwar sowohl mit CMF als auch mit L-PAM. Bei 4 und mehr metastatischen Lymphknoten besteht ein Trend zugunsten von CMF, nicht aber für L-PAM (Tabelle 3).

Die SWOG (South Western Oncology Group) teilte kürzlich die Fünfjahresresultate einer Studie mit 381 Fällen mit, in der CMFVP (CMF plus Vincristin und Prednison), kontinuierlich während eines Jahres ohne Pausen verabreicht, mit L-PAM verglichen wird [28]. Nach 5 Jahren ist die Rezidivrate mit L-PAM signifikant höher als mit CMFVP, wie aus Tabelle 4 hervorgeht. Die Resultate mit CMFVP sind bei Frauen in der Prä- und Postmenopause und bei Frauen mit Befall von 4 und mehr axillären Lymphknoten besser. Dagegen besteht kein Vorteil für die intensivere Chemotherapie bei weniger als 4 positiven axillären Drüsen.

Tabelle 4. Langfristige Resultate der adjuvanten Chemotherapie Rivkin 1982 (Asco)

		Zahl Pat.	Rezidivfrei 5 Jahre	
SWOG	CMFVP kontin. 1 J.	173	134	$p=0{,}002$
	L-PAM 2 Jahre	188	110	

RFS nach 5 J. signifikant für CMFVP für
- Prämenopause
- Postmenopause
- N_{4+}
- PT über und unter 5 cm

TS nach 5 J. signifikant für CMFVP für
- Prämenopause
- Postmenopause
- N_{4+}
- PT unter 5 cm

SWOG: South-West Oncology Group
CMFVP: Cyclophosphamide/Methotrexat/Fluorouracil/Vincristine/Prednison
L-PAM: Phenylalaninmustard (Alkeran)
RFS: Rezidivfreie Überlebensrate
TS: Gesamtüberlebensrate (Total Survival)

Ein weiteres Fünfjahresergebnis liegt für die M. D. Anderson-Studie vor, bei der FAC (5-Fluorouracil/Adriblastin/Endoxan) mit oder ohne BCG bei 153 Fällen mit einer 117 Fälle umfassenden vergleichbaren historischen Kontrollgruppe verglichen wird [5]. Wie Tabelle 5 zeigt, ist das Gesamtresultat wie auch das Ergebnis in allen Untergruppen signifikant besser bei Behandlung mit der Adriblastin-Kombination. BCG hat keine zusätzliche Wirkung. Diese Studie ist allerdings nicht randomisiert.

Tabelle 5. Langfristige Resultate adjuvanter Studien (Buzdar 1981)

M. D. Anderson-Studie ↗	FAC ± BCG: 153 Pat.
↘	Histor. Kontrolle: 117 Pat.
Resultate nach 5 Jahren:	
- RFS alle Pat.	23% besser (68% vs. 45%)
- RFS <50 j.	34% besser (71% vs. 37%)
- RFS >50 j.	19% besser (67% vs. 48%)
- RFS N_{1-3}	26% besser (75% vs. 49%)
- RFS N_4	23% besser (65% vs. 42%)

FAC: Fluorouracil/Adriamycin/Cyclophosphamid
RFS: Rezidivfreie Überlebensrate

Die zwei Langzeitstudien mit einer kurzfristigen postoperativen Monochemotherapie wie auch die fünf Studien mit längerfristiger adjuvanter Chemotherapie, für welche Ergebnisse über 5–6 Jahre vorliegen, lassen keinen Zweifel mehr zu, daß die postoperative zytostatische Therapie in der Lage ist, in einem gewissen Prozentsatz der Fälle das Rezidiv zu verhindern und die langfristige Überlebensrate zu verbessern, entweder gesamthaft oder vorwiegend in bestimmten Untergruppen. Dies gilt namentlich für Frauen in der Prämenopause, bei denen in der Untergruppe bis 3 befallene axilläre Lymphknoten die Monochemotherapie mit L-PAM wirksam ist und die Kombinationschemotherapie mit CMF auch in der Gruppe mit mehr positiven Drüsen in der Lage ist, die Rezidivrate herabzusetzen. In der Postmenopause sind die Ergebnisse der adjuvanten Chemotherapie in den verschiedenen Studien unterschiedlich. Eine Wirkung ist wahrscheinlich, aber nicht in allen Studien gesichert. Es scheint, daß in der Postmenopause die Ergebnisse der adjuvanten Chemotherapie von deren Intensität und der Dosierung der Zytostatika abhängen. In Tabelle 6 sind die in der Postmenopause bis jetzt positiven und negativen Studien zusammengefaßt. Daraus geht hervor, daß die relativ milden adjuvanten Chemotherapien, wie das oral verabreichte LMF (Leukeran/Methotrexat/5-Fluorouracil), die Monochemotherapie mit L-PAM und das niedriger dosierte CMF in der Postmenopause nicht genügend wirksam sind. Demgegenüber sind alle Studien mit intensiverer Kombinationschemotherapie wie L-PAM/5-Fluorouracil [16], CMFVP und FAC wirksam. Retrospektiv konnte auch in der Mailänder-Studie gezeigt werden, daß die Resultate mit CMF in der Postmenopause dosisabhängig sind [4]. Patientinnen, die mehr als 85% der ursprünglich geplanten CMF-Dosis erhielten, schnitten auch in der Postmenopause signifikant bes-

Tabelle 6: Wirksamkeit der adjuvanten Chemotherapie in der Postmenopause

Positive Studien		Negative Studien	
1. NSABP: [16, 22]	PF, PFT	1. OSAKO: [30]	LMF
2. Manchester: [12]	CMF	2. NSABP: [23]	L-PAM
3. SWOG: [28]	CMFVP	3. Mailand: [3]	CMF
4. CALGB [33]	CMFVP	4. Manchester: [12]	L-PAM
5. MD Anderson: [5]	FAC		
(6. Mailand: [3]	CMF >85%)		

Abkürzungen: vgl. Tabelle 7

ser ab als die Kontrollgruppe. Die Signifikanz des Unterschiedes bleibt allerdings höher für Frauen in der Prämenopause, verglichen mit solchen in der Postmenopause und auch für solche mit 1–3 als für 4 und mehr positive Lymphknoten. Ob die Wirkungen der adjuvanten Chemotherapie in der Postmenopause auch von der Dauer derselben abhängig ist, wurde bis jetzt nur ungenügend untersucht.

Tabelle 7: Wirksamkeit der adjuvanten Chemotherapie bei mehr als 4 positiven Lymphknoten

Positive Studien:		Negative Studien:	
1. NSABP: [16, 22]	PF, PFT	1. NSABP: [23]	L-PAM
2. SWOG: [28]	CMFVP	2. Manchester: [12]	CMF
3. CALGB (10 lk) [33]	CMFVP		L-PAM
4. MD Anderson [5]	FAC	3. OSAKO: [30]	LMF

NSABP: National Surgical Adjuvant Breast Project
SWOG: South- West Oncology Group
CALGB: Cancer and Leukemia Group B
OSAKO: Ostschweizerische Arbeitsgruppe für Klinische Onkologie
PF: Phenylalaninmustard (L-PAM), Fluorouracil
PFT: Phenylalaninmustard (L-PAM), Fluorouracil, Tamoxifen
CMFVP: Cyclophosphamide, Methotrexat, Fluorouracil, Vincristin, Prednison
LMF: Leukeran (Chlorambucil), Methotrexat, Fluorouracil

In Tabelle 7 sind diejenigen Studien aufgeführt, welche bei 4 und mehr befallenen axillären Lymphknoten positive oder negative Ergebnisse zeigen. Auch hier scheint es, daß bei massiverem Befall der Axilla nur die intensiveren Kombinationschemotherapien wirksam sind. Besonders eindrücklich sind bis jetzt die Resultate der CALGB nach 4 Jahren mit der Kombination CMFVP bei Fällen mit mehr als 10 befallenen axillären Lymphknoten, eine prognostisch besonders schlechte Untergruppe. Mit der intensiveren Kombinationschemotherapie ist die Rezidivfreiheit nach 4 Jahren in dieser ungünstigen Gruppe fast dreimal höher als mit CMF [33].

II. Optimale Dauer und Intensität der adjuvanten Chemotherapie

Nach den bis heute vorliegenden Ergebnissen kann in der Prämenopause die Wirkung der adjuvanten Chemotherapie als weitgehend gesichert und in der Postmenopause bei adäquater Intensität und Dosierung als wahrscheinlich betrachtet werden. Aber welche adjuvante Chemotherapie in den einzelnen Risikountergruppen bezüglich Intensität und Dauer optimal ist, steht noch keineswegs fest. Genügt in der Prämenopause bei Befall von weniger als 4 axillären Lymphknoten eine einfache Monochemotherapie, wie L-PAM, oder ist auch in dieser Gruppe CMF oder CMFVP trotz der stärkeren Nebenwirkungen vorzuziehen? Sind die Wirkungen der adjuvanten Chemotherapie in allen Untergruppen proportional zur Intensität?
Über welche Zeit muß die adjuvante Chemotherapie verabreicht werden, damit sie die gewünschte Wirkung zeigt? Ist die optimale Zeitdauer der Verabreichung in der Prä- und Postmenopause verschieden? Alle diese Fragen können bis heute nicht eindeutig beantwortet werden.
Nach mehreren, zum Teil allerdings nur retrospektiven Untersuchungen scheint festzustehen, daß bei der adjuvanten Chemotherapie eine steile Dosis-Wirkungsrelation besteht. Herabsetzung der Dosierung führt rasch zur Wirkungseinbuße oder Wirkungsverlust [4, 24].

Tabelle 8. Optimale Dauer der adjuvanten Chemotherapie (Asco 1982)

Mailand ↗ CMF × 12 Zyklen
459 Pat. ↘ CMF × 6 Zyklen

Resultate nach 5 Jahren

	CMF × 12	CMF × 6	P
RFS alle Pat.	58,2%	66,2%	0,19
N_{1-3}	71,2%	74,7%	0,7
N_{4+}	38,2%	52,4%	0,12
Prämenopause	61,8%	68,3%	0,26
Postmenopause	55,3%	61,3%	0,63
TS	75,2%	78,9%	0,33

CMF: Cyclophosphamide, Methotrexat, Fluorouracil
RFS: Rezidivfreie Überlebensrate
TS: Gesamtüberlebensrate (Total Survival)
N_{1-3}: 1–3 metastatische axilläre Lymphknoten
N_{4+}: 4 und mehr metastatische axilläre Lymphknoten

Bezüglich der optimalen Dauer der adjuvanten Chemotherapie gibt es bis heute nur wenige prospektive Untersuchungen. In einer Mailänder-Studie wurden bei 459 Frauen in der Prämenopause 12 Zyklen mit 6 Zyklen CMF verglichen. Die Resultate nach 5 Jahren wurden kürzlich veröffentlicht und sind in

Tabelle 8 dargestellt. In dieser Studie konnte weder für das Gesamtkollektiv noch für die einzelnen Untergruppen eine Wirkungseinbuße bei Verabreichung von nur 6 Zyklen CMF gefunden werden [32].
Am Sydney Farber Institute wurden 200 Patientinnen mit 4 und mehr positiven axillären Lymphknoten entweder mit 5 Kuren Adriblastin/Endoxan während 15 Wochen oder mit 10 Kuren während 30 Wochen behandelt [11]. Nach einer mittleren Beobachtungszeit von 2½ Jahren konnte bis jetzt in dieser Studie kein signifikanter Unterschied in der Zahl der Rezidive und in der medianen rezidivfreien Überlebenszeit gefunden werden.
Die Beobachtungen in diesen beiden Untersuchungen sprechen dafür, daß in der Mehrzahl der Fälle die maximale Reduktion bzw. Elimination von residuellen Mikrometastasen nach weniger als 6 Zyklen Chemotherapie erreicht ist und eine längere Verabreichung der Chemotherapie keine zusätzliche Verbesserung mehr bringt. Ob dies allerdings für alle Untergruppen zutrifft, ist noch keineswegs gesichert. Immerhin bestehen Anhaltspunkte dafür, daß die optimale Dosierung der einzelnen Zytostatika über beschränkte Zeit entscheidender ist als die über längere Zeit erreichte Gesamtdosis derselben [10]. Damit stimmen auch zellkinetische Erkenntnisse aus experimentellen Modellen überein [31].
Eine wichtige Frage ist auch der Zeitpunkt des Einsatzes der adjuvanten Chemotherapie nach der Operation, namentlich die Frage, ob der verzögerte Einsatz zu einer signifikanten Wirkungseinbuße führt. Die Wirkungen - zumindest in bestimmten Untergruppen - der kurzfristigen perioperativen Chemotherapie mit einer alkylierenden Substanz über wenige Tage unmittelbar nach der Operation, wie sie oben dargestellt wurden, können nicht übersehen werden. Einzelne Untersuchungen deuten auch darauf hin, daß der stark verzögerte Einsatz der Chemotherapie, etwa erst nach Durchführung einer Strahlentherapie, die Resultate beeinträchtigt. Es mehren sich auch die Berichte, nach denen die postoperative Strahlentherapie auch die Toleranz und die optimale Dosierung der nachfolgenden adjuvanten Chemotherapie und damit deren Wirkungen herabsetzt [1, 8, 17, 18]. Zur Zeit sind mehrere Studien im Gange, in denen die Frage der perioperativen oder sogar präoperativen Chemotherapie beim operablen Mammakarzinom geprüft wird. Diese Versuche stützen sich auch auf theoretische Erkenntnisse und Modelle über die wahrscheinlich frühe Entwicklung therapieresistenter Tumorzellklone nach wenigen Zellteilungszyklen [9, 26].

III. Die adjuvante Hormon- und Chemotherapie

Namentlich bei Frauen in der Postmenopause stellt sich die Frage, was die adjuvante Hormontherapie allein oder zusätzlich zur Chemotherapie zu leisten vermag. Diese Frage ist in den letzten Jahren wieder in den Vordergrund gerückt, namentlich seit es möglich ist, Hormonrezeptoren zu bestimmen und damit die Wahrscheinlichkeit einer Hormonabhängigkeit der Mammakarzinome besser zu definieren. Die Annahme der besseren Wirkung einer kombinierten

Hormon- und Chemotherapie stützt sich auf die Hypothese, daß viele Mammakarzinome klonal heterogen sind und sowohl hormonabhängige wie auch hormonunabhängige Zellpopulationen enthalten. Auf der anderen Seite gibt es aber keine Anhaltspunkte dafür, daß hormonabhängige Tumoren schlechter auf Chemotherapie reagieren. Theoretisch besteht sogar die Möglichkeit, daß eine gleichzeitige Hormontherapie die Wirkungen der Chemotherapie beeinträchtigt, denn ein wesentlicher Wirkungsmechanismus der Hormontherapie scheint darin zu bestehen, die Tumorzellen aus dem aktiven Zellteilungszyklus herauszunehmen und in eine Ruhephase zu versetzen. Solche Ruhephasen (G 1, G 0) sind in der Regel weniger chemosensibel.

Die Frage der Wirkungen der alleinigen adjuvanten Hormontherapie oder der kombinierten Hormon- und Chemotherapie kann aber nicht aufgrund theoretischer Überlegungen, sondern allein durch prospektive randomisierte Untersuchungen beantwortet werden.

Frühe prospektive Studien über die prophylaktische Ovarektomie oder die Ovarbestrahlung im Anschluß an die Mastektomie ergaben keine signifikante Wirkung auf die Gesamtüberlebensrate nach 5 und mehr Jahren [7, 27]. Es konnte bestenfalls nur eine kurzfristige Verlängerung des durchschnittlichen rezidivfreien Intervalls beobachtet werden [25]. Erst die 1977 von Meakin veröffentlichte Toronto-Studie konnte nachweisen, daß Frauen über 45 Jahre nach 10 Jahren eine um 18% bessere Überlebensrate haben, wenn sie nach Mastektomie und postoperativer Strahlentherapie zusätzlich eine Ovarbestrahlung mit 2000 rad und 7,5 mg Prednison täglich erhielten. Die Röntgenkastration allein war in der gleichen Gruppe dagegen nicht wirksam. Frauen unter 45 Jahre profitierten von der Röntgenkastration ebenfalls nicht signifikant [19, 20].

Zur Zeit laufen zahlreiche Studien über die adjuvante alleinige Hormontherapie, namentlich mit Tamoxifen in der Postmenopause, oder mit kombinierter Hormon- und Chemotherapie [25].

Erste frühe Resultate liegen von drei Studien vor, die aber noch keine definitiven Schlüsse zulassen. Hubay berichtete 1980 über eine signifikant bessere Rezidivfreiheit nach 33 Monaten mit CMF plus Tamoxifen (± BCG) gegenüber CMF allein bei prä- und postmenopausalen Frauen mit positiven Östrogenrezeptoren [13]. In einer weiteren NSABP-Studie, die 850 Fälle umfaßt und in der L-PAM/5-Fluorouracil mit oder ohne zusätzlich Tamoxifen verglichen wurde, wies die Tamoxifen-Gruppe nach 30 Monaten gesamthaft eine signifikant höhere Rezidivfreiheit auf. Dies gilt namentlich für postmenopausale Frauen mit 4 und mehr befallenen axillären Lymphknoten [22]. Auch in einer allerdings komplizierten und wenig übersichtlichen schwedischen Studie berichtete Wallgren 1981 über bessere Resultate für alle Untergruppen, die zusätzlich zu anderen Therapien Tamoxifen erhielten, im Vergleich zu jenen, bei denen Tamoxifen im Therapieplan nicht enthalten war [35].

Der definitive Stellenwert der alleinigen adjuvanten hormonellen Maßnahmen oder kombinierter Hormon- und Chemotherapien kann bis heute nicht angegeben werden, und es sind die Resultate zahlreicher weiterer, gut konzipierter Studien über längere Zeit abzuwarten.

IV. Die Risiken der adjuvanten Chemotherapie

Die Risiken der adjuvanten Chemotherapie bestehen in den bekannten akuten und subakuten Nebenwirkungen der einzelnen angewandten Zytostatika, in der mit der Dauer der Behandlung zunehmenden psychologischen Belastung für die Patientinnen und den möglichen noch nicht restlos überschaubaren langfristigen Folgen der Chemotherapie: die vorzeitige Sterilität und Induktion von Zweitneoplasien. Für letzteres liegen indessen auch in langjährigen Untersuchungen noch keine gesicherten Beobachtungen eines signifikant höheren Risikos vor.
Die erwähnten Risiken der Chemotherapie müssen dem Rezidiv- und somit Sterberisiko gegenüber gestellt werden.
In Risikogruppen, in denen die Rezidiv- und Mortalitätsrate mehr als 80% beträgt (bei Befall von 4 und mehr axillären Lymphknoten), dürfen wohl die Risiken der Chemotherapie vernachlässigt werden. Die Frage nach Aufwand und Ertrag der adjuvanten Chemotherapie beginnt sich dann zu stellen, wenn eine erhebliche, aber unbekannte Zahl von Frauen, die mit der lokalen Therapie allein geheilt wären oder solche, die trotz der adjuvanten Chemotherapie rezidivieren, solchen eingreifenden Therapien unterworfen werden muß, die dann im Endresultat nur einem kleinen Prozentsatz der Patientinnen im Sinne einer verbesserten Heilungschance zugute kommt. Es muß daher in allen laufenden und künftigen Studien über die adjuvante Chemotherapie mit Nachdruck angestrebt werden, weitere Fortschritte in der Erfassung jener Faktoren zu erzielen, welche das Rezidivrisiko im Einzelfall besser als bisher abschätzen lassen. Lymphknotenstatus und Gehalt an Hormonrezeptoren sind bis heute die einzigen verläßlichen prognostischen Faktoren, die zur Einschätzung des Rezidivrisikos herangezogen werden können. Dies ist unbefriedigend und führt dazu, daß in einzelnen Untergruppen viele Patientinnen unnötig behandelt werden müssen, um wenigen zu helfen. Fortschritte in der Erfassung des Rezidivrisikos mit anderen zusätzlichen tumorbiologischen, kinetischen, biochemischen und immunologischen Methoden sind unerläßlich. Besondere Bedeutung käme hierbei der Erfassung residueller Tumorherde, etwa mit neueren immunologischen Methoden, zu.
Besonders eindringlich stellen sich diese Probleme bei der Frage, ob auch Frauen mit lymphknotennegativen Mammakarzinomen, oder zumindest eine Untergruppe mit erhöhtem Rezidivrisiko, adjuvant behandelt werden sollen. Leider gibt es auch im Stadium I des operablen Mammakarzinoms Fälle, die früh und ausgedehnt metastasieren. Das Problem besteht darin, daß wir bis heute nicht über befriedigende Kriterien verfügen, diese Untergruppe für eine adjuvante Chemotherapie zu selektionieren. In den laufenden Studien bei lymphknotennegativen Mammakarzinomen werden die Patientinnen nach Größe des Primärtumors und/oder Negativität der Hormonrezeptoren selektioniert. Morphologische Kriterien, wie Blut- und Lymphgefäßeinbrüche etc., sind bis jetzt wenig standardisierbar und reproduzierbar, um in größeren Untersuchungen als verläßliche Faktoren für die Risikobeurteilung herangezogen werden zu können. Zur Zeit läßt sich somit nur eine Gruppe von Patientinnen im Stadium I definieren, bei der das Rezidivrisiko zwischen 25 und 35% liegt.

Das bedeutet, daß rund zwei Drittel der Frauen in diesem Stadium unnötig behandelt werden müssen, um schätzungsweise der Hälfte des verbleibenden Drittels, also rund einem Sechstel, eine verbesserte Heilungschance zu bieten. Dies ist zweifellos unbefriedigend und ruft dringend nach der Entwicklung neuer Methoden, mit denen das Metastasierungsrisiko beim operablen Mammakarzinom wesentlich besser erfaßt und definiert werden kann.
Der Entwicklung solcher Methoden muß für die Zukunft der adjuvanten Chemotherapien eine zentralere Bedeutung beigemessen werden als der rasch zunehmenden Zahl und der zunehmenden Komplexität rein therapeutischer Studien, welche viele grundsätzliche Fragen voraussichtlich doch nicht definitiv beantworten können.

Literatur

1. Abu-Zahra H, McDonald B, Maus J et al. (1982) Effect of adjuvant radiotherapy and chemotherapy in operable cancer of the breast. Proc Am Soc Clin Oncol (Abstr) 1:74
2. Bonadonna G, Valagussa P, Rossi A et al. (1978) Are surgical adjuvant trials altering the course of breast cancer? Semin Oncol 5:450–464
3. Bonadonna G, Valagussa P, Rossi A et al. (1981) Multimodal therapy with CMF in resectable breast cancer with positive axillary nodes: The Milan institute experience. In: Salmon SE, Jones SE (eds) Adjuvant therapy of cancer III. Grune & Stratton, New York, p 435
4. Bonadonna G, Valagussa P (1981) Dose-response effect of adjuvant chemotherapy in breast cancer. N Engl J Med 304:10–15
5. Buzdar A, Smith T, Blumenschein G et al. (1981) Adjuvant chemotherapy with fluorouracil, doxorubicin and cyclophosphamide (FAC) for stage II or III breast cancer: five-year results. In: Salmon SE, Jones SE (eds) Adjuvant therapy of cancer III. Grune & Stratton, New York, p 419
6. Cancer Research Campaign Working Party (1980) Cancer research campaign trial for early breast cancer. Lancet 2:55–60
7. Cole MP (1968) Suppression of ovarian function in primary breast cancer. In: Forrest APM, Kunkler PB (eds) Prognostic factors in breast cancer. Livingstone, Edinburgh, pp 146–156
8. Cooper RG, Holland JF, Glidewell O (1979) Adjuvant chemotherapy of breast cancer. Cancer 44:793–798
9. Goldie JH, Coldman AJ (1979) A mathematic model for relating the drug sensitivity of tumors to their spontaneous mutation rate. Cancer Treat Rep 63:1727–1733
10. Henderson IC, Canellos GP (1980) Medical progress, cancer of the breast: The past decade. N Engl J Med 302:17–30, 78–90
11. Henderson IC, Gelman R, Leroy M et al. (1982) 15 versus 30 weeks of adjuvant chemotherapy for breast cancer patients with a high risk of recurrence: a randomized trial. Proc Am Soc Clin Oncol 1:75
12. Howat JMT, Hughes R, Durning P, Crowther D et al. (1981) A controlled clinical trial of adjuvant chemotherapy in operable cancer of the breast. In: Salmon SE, Jones SE (eds) Adjuvant therapy of cancer III. Grune & Stratton, New York, p 371
13. Hubay CA, Pearson OH, Marshall JS et al. (1980) Antiestrogen, cytotoxic chemotherapy, and bacillus Calmette-Guérin vaccination in stage II breast cancer: a preliminary report. Surgery 87:494–501
14. Fisher B, Slack N, Katrych DL et al. (1975) Ten year follow-up results of patients with carcinoma of the breast in a cooperative clinical trial evaluating surgical adjuvant chemotherapy. Surg Gynecol Obstet 140:528–534

15. Fisher B, Redmond C, Fischer ER, participating NSABP Investigators (1980) The contribution of recent NSABP clinical trials of primary breast cancer therapy to an understanding of tumor biology: an overview of findings. Cancer 46:1009-1025
16. Fisher B, Redmond C, Wolmark N, Wieand HS (1981) Disease-free survival at intervals during and following completion of adjuvant chemotherapy. Cancer 48:1273-1280
17. Lichter AS, Lippman ME, Moss EV de et al. (1982) The influence of primary breast cancer treatment - mastectomy or excisional biopsy plus radiation - on the ability to deliver adjuvant chemotherapy. Proc Am Soc Clin Oncol (Abstr) 1:81
18. Margolskee HR, Straus MJ, Ambinder JM et al. (1982) Adverse effect of radiotherapy on chemotherapy dosage in breast cancer adjuvant therapy. Proc Am Soc Clin Oncol (Abstr) 1:84
19. Meakin JW, Allt WEC, Beale FA et al. (1977) Ovarian irradiation and prednisone following surgery for carcinoma of the breast. In: Salmon SE, Jones SE (eds): Adjuvant therapy of cancer. Amsterdam, North-Holland, pp 9-95
20. Meakin JW, Allt WEC, Beale FA et al. (1979) Ovarian irradiation and prednisolone therapy following surgery and radiotherapy for carcinoma of the breast. Can Med Assoc J 120:1221
21. Meyer RN, Kjellgren K, Malmio K et al. (1978) Surgical adjuvant chemotherapy. Results with one short course with cyclophosphamide after mastectomy for breast cancer. Cancer 41:2088-2098
22. National Surgical Adjuvant Breast Project (NSABP) (1981a) Progress Report Protocol B-09:June 30, 1981
23. National Surgical Adjuvant Breast Project (NSABP) (1981b) Progress Report Protocol B-05:June 30, 1981
24. Norton L, Simon R (1977) Tumor size, sensitivity to therapy, and design of treatment schedules. Cancer Treat Rep 61:1307-1317
25. Powles T (1981) Adjuvant endocrine therapy. In: Salmon SE, Jones SE (eds) Adjuvant therapy of cancer III. Grune & Stratton, New York, p 305
26. Ragaz J, Goldie JH, Coldman A et al. (1982) Preoperative adjuvant chemotherapy for carcinoma of the breast. Proc Am Soc Clin Oncol (Abstr) 1:87
27. Ravdin RG, Lewison EF, Slack NH et al. (1970) Results of a clinical trial concerning the worth of prophylactic oophorectomy for breast cancer. Surg Gynecol Obstet 131:1055-1064
28. Rivkin S, Glucksberg H, Foulkes M (1982) Adjuvant chemotherapy for operable breast cancer with positive axillary nodes. Proc Am Soc Clin Oncol (Abstr) 1:74
29. Rossi A, Tancini G, Marchini S et al. (1980) Response to secondary treatment after surgical adjuvant CMF for breast cancer. Proc Am Soc Clin Oncol (Abstr) 21:190
30. Senn HJ, Jungi WF, Angwerd R (1981) Chemo- (Immuno) therapy with LMF + BCG in node-negative and node-positive breast cancer. In: Salmon SE, Jones SE (eds) Adjuvant therapy of cancer III. Grune & Stratton, New York, p 385
31. Skipper HE (1980) Breast cancer treated by means of mastectomy and mastectomy followed by 12 or 6 cycles of CMF. Southern Research Institute, Birmingham, Ala. (Booklet 4)
32. Tancini G, Bonadonna G, Marchini S et al. (1982) Adjuvant CMF in breast cancer: comparative 5-year results of 12 versus 6 cycles. Proc Am Soc Clin Oncol 1:86
33. Tormey DC, Holland FJ, Weinberg V et al. (1981) 5-Drug versus 3-drug ± MER postoperative chemotherapy for mammary carcinoma. In: Salmon SE, Jones SE (eds) Adjuvant therapy of cancer III. Grune & Stratton, New York, p 377
34. Valagussa P, Bonadonna G, Veronesi U (1978) Patterns of relapse and survival following radical mastectomy. Analysis of 716 consecutive patiens. Cancer 41:1170-1178
35. Walgren A, Baral E, Glas U et al. (1981) Adjuvant breast cancer treatment with tamoxifen and combination chemotherapy in postmenopausal women. In: Salmon SE, Jones SE (eds) Adjuvant therapy of cancer III. Grune & Stratton, New York, p 345

Die postoperative Strahlenbehandlung des Mammakarzinoms

R. SAUER

Bei der Diskussion um die Indikation zur postoperativen Strahlentherapie des Mammakarzinoms prallen die unterschiedlichen Meinungen - oftmals auch Emotionen - so aufeinander wie auf keinem anderen Gebiet der modernen Onkologie. Das hat verschiedene Gründe. Ein Grund liegt darin, daß zur Biologie des Mammakarzinoms *zwei kontroverse Themen* vertreten werden.

1. These: Zum Zeitpunkt der Primärbehandlung weisen etwa 70% der Patientinnen manifeste oder okkulte Fernmetastasen auf. Anders ist nicht zu erklären, daß etwa ⅔ unserer Patientinnen mit einem Brustkrebs früher oder später an Fernmetastasen sterben. Als Konsequenz dieser These fordert man, eine Lokaltherapie nicht zu weit auszudehnen und lieber rechtzeitig mit einer systemischen Behandlung zu beginnen. Wir teilen diese Meinung für alle Patientinnen mit einem hohen Risiko (große Tumoren, axillärer Lymphknotenbefall, rasche Tumorverdopplungszeit, negativer Rezeptorstatus, jugendliches Patientenalter, familiäre Disposition etc.), obwohl noch nicht erwiesen ist, daß eine adjuvante Chemotherapie das Überleben dieser Patientinnen verlängert (Bonadonna 1982).

2. These: Die Lokaltherapie kann den Brustkrebs heilen. Die Behandlung kommt nicht in jedem Fall zu spät. Ein Großteil der Fernmetastasen wird erst während des primären operativen Eingriffes oder danach von lokalen Tumorresten abgesetzt. Lokale Radikalität beeinflußt nicht nur das loko-regionale Ergebnis, sondern auch die Überlebenszeit. Daraus folgt, daß die Primärbehandlung lokal kurativ sein muß: entweder Radikaloperation oder eingeschränktes chirurgisches Vorgehen mit zusätzlicher Radiotherapie. Diese These ist mit einer Reihe guter Argumente zu begründen:

1. Die *Guy's-Studie* (Atkins et al. 1972) verglich zwei Verfahren unterschiedlicher Radikalität. Die Patientinnen wurden in zwei Arme randomisiert und erhielten entweder eine radikale Mastektomie mit postoperativer Bestrahlung oder eine Tylektomie mit postoperativer Bestrahlung. Wenn nicht radikal operiert wurde, zeigte sich bei den Patientinnen im Stadium I kein Unterschied. Diejenigen im Stadium II schnitten aber deutlich schlechter ab: Die loko-regionalen Rezidive häuften sich, die Überlebenszeit nach 10 Jahren war um fast 40% schlechter. Umgekehrt betrachtet hatte also die lokale Radikalität einen günstigen Einfluß auf die Überlebenszeit. Die Strahlenbehandlung war in dieser Studie sicher unwirksam. Denn die Technik war skandalös, die Strahlendosis viel zu niedrig.

2. Lacour und Mitarbeiter berichteten 1976 über den Wert der *retrosternalen Lymphdissektion* an Hand einer prospektiven Studie an 1580 Patientinnen. Die radikale Mastektomie wurde mit der erweiterten Mastektomie (mit retrosternaler Lymphdissektion) verglichen. Keine Strahlentherapie. Im Gesamtkollektiv zeigte sich hinsichtlich der Überlebenszeit kein Unterschied. Doch wiesen 31% der Patientinnen mit einem Karzinom T_{1-2} $N_{pos.}$ in den inneren Quadranten retrosternale Lymphknotenmetastasen auf. Wenn erweitert mastektomiert wurde, war in dieser Gruppe die Überlebenszeit um 13% besser.
3. *Lokalrezidive* deuten auf die Unheilbarkeit des Tumorleidens hin. Die Frage jedoch, ob ein Lokalrezidiv die sogenannte Spitze des Eisbergs einer generalisierten Metastasierung ist oder in vielen Fällen noch eine lokale Erkrankung, welche als Streuherd für weitere hämatogene Metastasen in Betracht kommt (was wir glauben), vermag heute niemand schlüssig zu beantworten. Wie dem auch sei - mit der Reduzierung der Lokalrezidiv-Häufigkeit müßte folglich die Überlebenszeit zunehmen.
   Eine konsequente postoperative Strahlentherapie reduziert die Lokalrezidive in der Supraklavikularregion von 20 bis 26% auf 1,5%, in der Parasternalregion von 9% auf 0% und an der Brustwand von 35 bis 45% auf 10% (Zitat nach Fletcher 1980).

Auch die Gegner einer postoperativen Radiotherapie räumen ein, daß die Strahlenbehandlung die Lokalrezidivrate senkt, und zwar wirkungsvoller als eine adjuvante Chemotherapie. Ein wesentlicher Effekt auf die Überlebenszeit wird jedoch bestritten. Dies zu beweisen fällt auch heute noch schwer. Bis 1977 gab es keine prospektiv randomisierte Studie, welche neben der zweifelsfrei besseren Überlebensqualität auch ein längeres Überleben der bestrahlten Patientinnen aufzeigte. Die umgekehrte Behauptung von Stjernsvärd, daß nämlich die Überlebenszeit bei postoperativ bestrahlten Patientinnen schlechter ist, konnte mehrfach widerlegt und ad absurdum geführt werden. Alle die uns bekannten Studien geben reichlich Anlaß zur Kritik.

- Das Patientengut war inhomogen. Risikogruppen wurden nicht definiert. Im Gegenteil, es wurde „alles in einen Topf" geworfen. Diejenigen also, welche von einer Lokaltherapie gegebenenfalls profitierten, gingen im Gesamtkollektiv unter.
- Die *lokale Therapie war uneinheitlich.* Man beobachtete unvertretbar hohe Raten an Lokalreziven.
- Ein Teil der Patientinnen wurde ovarektomiert, andere wurden chemotherapiert. Beides mußte die Ergebnisse verfälschen.
- *Protokollverletzungen* häuften sich.
- Infolge schlechter *radiotherapeutischer Technik* häuften sich Komplikationen, oder die Behandlung war bei unzureichender Dosis wirkungslos. In einem NSABP-Protokoll, dessen Ergebnis den günstigen Einfluß der Radiotherapie auf die Lokalrezidiv-Häufigkeit bestreitet, wurde die Brustwand nicht bestrahlt. Hier häuften sich folglich die Rückfälle.
- Immer war aber die zu *kleine Patientenzahl* der ausschlaggebende Fehler. Wir wollen das an einem Rechenexempel erläutern. Soll beispielsweise in ei-

ner zweiarmigen Studie nachgewiesen werden, daß ein Arm um 10% besser ist als der andere, und soll dies mit einer Sicherheit von etwa 90% und einem Fehler < 5% geschehen, braucht es 600 Patientinnen pro Studienarm. Wie oben ausgeführt, profitieren wahrscheinlich aber nur 30% von einer radikalen Lokalbehandlung. Demzufolge müßte man die erforderliche Patientenzahl noch einmal verdreifachen.

Immer wieder wenden die Gegner einer postoperativen Radiotherapie ein, daß 50 bis 60% der Patientinnen unnötig einer Bestrahlung unterzogen würden. Es wäre folgerichtiger, das Lokalrezidiv abzuwarten und dann gezielt zu behandeln. Gegen dieses Argument sprechen im wesentlichen vier Punkte:

1. Das Lokalrezidiv stellt einen *potentiellen Streuherd* für Fernmetastasen dar. Seine Prognose ist schlecht.
2. Nur *jedes zweite Lokalrezidiv* ist chirurgisch und/oder strahlentherapeutisch *heilbar*. Nach Fletcher sind die Verhältnisse noch ungünstiger. Lymphknotenrezidive lassen sich nur im Frühstadium beherrschen, bei fortgeschrittenen Fällen erreicht man strahlentherapeutisch lediglich eine Palliation. An der Brustwand erreicht die Kombination von Chirurgie und Radiotherapie eine Kontrolle in 50%. Bei 215 Patientinnen am Memorial Hospital wurde in 67% eine komplette Remission mit einer medianen Remissionsdauer von 22 Monaten erreicht, in 24% eine Teilremission mit einer medianen Remissionsdauer von 8 Monaten, und in 9% wurde der Tumor nicht beeinflußt.
3. Die Patientinnen mit Lokalrezidiv kommen im Zeitalter der adjuvanten Chemotherapie meist erst sehr spät zur Lokalbehandlung. Es sind Versuche mit verschiedenen Chemotherapiezyklen abgelaufen. Die Tumoren besitzen nach vorangegangener Chemotherapie *erhöhte Strahlenresistenz.*
4. Nicht gering sollte man die *psychische Belastung* durch ein Lokalrezidiv schätzen. Die Patientinnen erleben alle Ängste ihrer primären Tumorerkrankung von neuem und fühlen sich in ihrer überängstlichen, zum Teil hypochondrischen Selbstbeobachtung bestärkt.

Wir plädieren nicht für eine routinemäßige postoperative Strahlentherapie. Vielmehr sollten Chirurgen, Radiotherapeuten und Internisten bestrebt sein, Risikogruppen zu definieren, welche von einer postoperativen Bestrahlung (zusätzlich zu einer adjuvanten Chemotherapie oder ohne diese) einen Gewinn zu erwarten haben. Die folgenden vier Beispiele sollen zeigen, daß die postoperative Radiotherapie sehr wohl die Lebenszeit bestimmter Patientinnen verlängert und auch in dieser Hinsicht sinnvoll ist.

1. In der *Oslo-Studie* (Høst und Brennhovd 1977) wurden 1090 Patientinnen prospektiv randomisiert in radikale Mastektomie versus radikale Mastektomie und postoperative Bestrahlung. Die Bestrahlung wurde zum Teil mit konventionellen Röntgenstrahlen vorgenommen (niedrige Herddosis, Supraklavikularregion und Parasternalregion nicht bestrahlt) und mit Kobalt 60-Hochvolttherapie. Im Stadium I brachte die postoperative Bestrahlung nichts. Im Stadium II wurden mit der konventionellen Strahlentherapie die Lokalrezidive gesenkt, die Überlebenszeit aber nicht beeinflußt. Erst in der mit Hochvolttherapie behandelten Gruppe stieg die Überlebenszeit signifikant gegenüber der Kontrollgruppe an (Abb. 1).

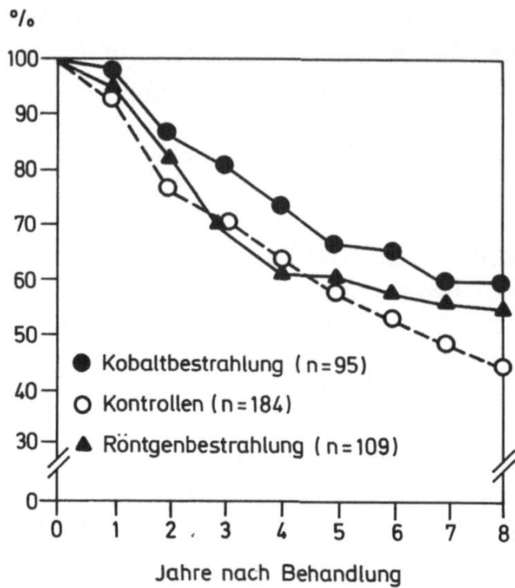

Abb. 1. Patientinnen im Stadium II überleben nach postoperativer Radiotherapie signifikant länger als nach alleiniger radikaler Mastektomie. Bestrahlung mit konventionellen Röntgenstrahlen ohne Effekt. Kontrollierte randomisierte Studie an insgesamt 1090 Patientinnen (Oslo-Protokoll, Høst und Brennhovd 1977)

2. In der *Stockholm-Studie* (Strender et al. 1981) wurden etwa 1000 Patienten prospektiv randomisiert in radikale Mastektomie ohne Bestrahlung versus radikale Mastektomie und präoperative Bestrahlung versus radikale Mastektomie und postoperative Bestrahlung. In den bestrahlten Gruppen war die Überlebenszeit signifikant verlängert. Es fand sich kein Unterschied zwischen der präoperativ und der postoperativ bestrahlten Gruppe (Abb. 2).
3. *Tubiana und Sarrazin* berichteten 1980 über eine nicht randomisierte Studie, in der Patientinnen mit axillären Lymphknotenmetastasen in vier Gruppen

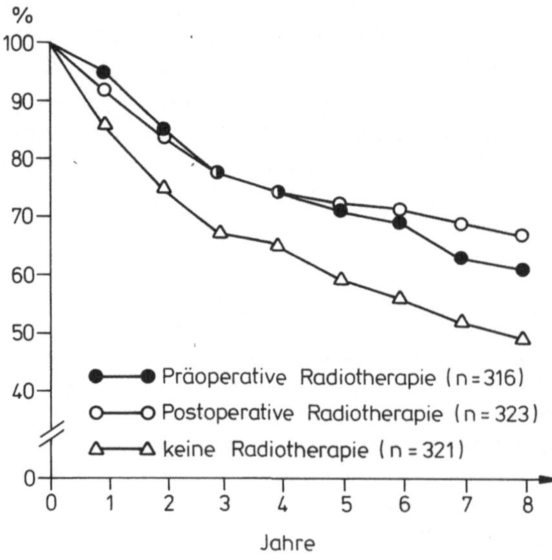

Abb. 2. Stockholm-Protokoll (Strender et al. 1981). Die Patientinnen, welche zusätzlich zur radikalen Mastektomie bestrahlt wurden, haben eine statistisch signifikant verlängerte Überlebenszeit. Kein Unterschied zwischen prä- und postoperativer Strahlentherapie. Prospektiv randomisierte Studie

eingeteilt wurden: In der ersten Gruppe erfolgte die radikale Mastektomie, in der zweiten die erweiterte radikale Mastektomie (mit retrosternaler Lymphdissektion), in beiden Fällen ohne postoperative Bestrahlung. In der dritten Gruppe schloß sich die postoperative Bestrahlung an eine radikale Mastektomie an, in der vierten Gruppe an eine erweiterte radikale Mastektomie. Bei den Patientinnen mit Tumoren in den inneren Quadranten waren Überlebenszeit bzw. rezidivfreie Überlebensrate signifikant niedriger, wenn nur radikal mastektomiert wurde. Die retrosternale Lymphdissektion und die postoperative Bestrahlung verlängerten das Überleben. Nach erweiterter Mastektomie hatte die postoperative Strahlenbehandlung keinen Effekt (Abb. 3).

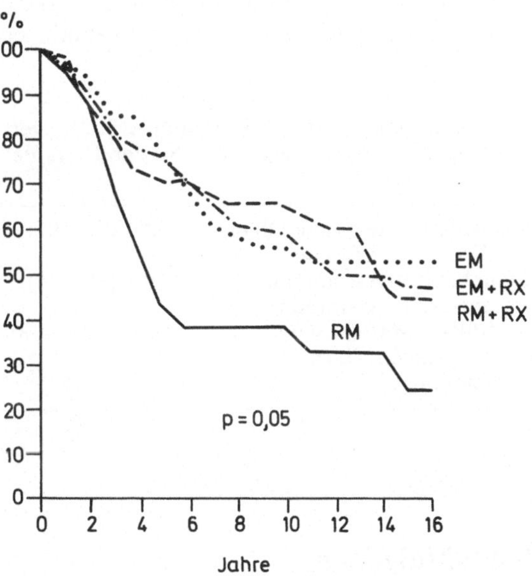

Abb. 3. Überlebensraten von Patientinnen mit einem Karzinom in den inneren Quadranten T_1–T_3/N_0–N_1. Nach erweiterter Mastektomie (*EM*) und radikaler Mastektomie (*RM*) mit Bestrahlung (*RX*) signifikant längeres Überleben. Retrospektive Studie, mittlere Beobachtungszeit 12 Jahre (Tubiana und Sarrazin 1980)

Tabelle 1. Die 10-Jahres-Überlebenszeit ist nach radikaler Mastektomie plus Bestrahlung (M. D. Anderson-Hospital) deutlich besser als nach radikaler Mastektomie plus Placebo (National Surgical Adjuvant Breast Project, NSABP), wenn die axillären Lymphknoten positiv sind (Fletcher 1981)

	NSABP	MDAH
Alle Patientinnen N pos.	25%	47%
1–3 N pos.	37,5%	54%
4 N pos.	13,5%	36%

4. Fletcher stellte 1980 einen Vergleich der Behandlungsergebnisse in der *NSABP* und im *M. D. Anderson-Hospital* bei Patientinnen mit positiven axillären Lymphknoten an. Im NSABP-Protokoll waren die Patientinnen nur mastektomiert, im M. D. Anderson-Hospital zusätzlich postoperativ be-

strahlt worden. Die 10-Jahres-Überlebensrate betrug 25% gegenüber 47%, bei 1 bis 3 positiven axillären Lymphknoten 37,5 gegenüber 54% und bei 4 und mehr axillären Lymphknoten 13,5 gegenüber 36% (Tabelle 1). Die postoperative Radiotherapie hatte die Überlebenszeiten etwa verdoppelt.

Ein interessanter Gesichtspunkt in diesem Zusammenhang ist das Karzinom der anderen Brust. Definiert man es als Zweitmalignom desselben prädisponierten Systems oder als Metastase der Primärgeschwulst? Die Zahlen des M. D. Anderson-Hospital lassen bei einem Teil zumindest Metastasen vermuten. Bei 122 von 1234 Patientinnen war ein Karzinom der Gegenseite diagnostiziert worden. Nach radikaler Mastektomie allein trat es in 18% der Fälle auf, nach radikaler Mastektomie und Lymphabflußbestrahlung nur noch in 10%, nach präoperativer Bestrahlung in 6,6% und nach Tumorexzision und kurativer Bestrahlung schließlich noch in 4% (Tabelle 2).

Tabelle 2. Häufigkeit von Karzinomen in der verbliebenen Brust bei 1234 Patientinnen mit Brustkrebs in Abhängigkeit von der Therapie 1959–1972 (M. D. Anderson-Hospital 1977)

Radikale Mastektomie allein	18% (51/287)
Radikale Mastektomie + Lymphabflußbestrahlung	10% (36/356)
Präoperative Bestrahlung + radikale Mastektomie	6,6% (29/438)
Tumorexzision + kurative Bestrahlung	4% (6/153)

Schlußfolgerung:

Die postoperative Radiotherapie hat ihren Platz bei eingeschränkter oder nicht vollständiger Radikaloperation des Tumors. Kuratives, radikales chirurgisches Vorgehen und radikale Strahlentherapie schließen einander aus. In dem Maße, wie zugunsten eines günstigen kosmetischen Effektes die chirurgische Radikalität eingeschränkt wird, steigt die Bedeutung der postoperativen Strahlenbehandlung.

Wir kennen heute bereits Risikogruppen, bei denen die postoperative Strahlentherapie die Überlebenszeit verlängern kann. Es sind dies Patientinnen mit einem zentral oder medial gelegenen Tumor und axillären Lymphknotenmetastasen.

Wir empfehlen eine postoperative Radiotherapie darüberhinaus bei nachgewiesener Lymphknotenmetastasierung und bei $T_{3/4}$-Tumoren. Die Achselregion ist nur dann zu bestrahlen, wenn sie nicht vollständig ausgeräumt wurde, oder die Karzinommetastasen die Lymphknotenkapsel durchbrachen und das axilläre Fettgewebe infiltrierten.

Zusammenfassung

Entgegen der These, daß bereits zum Zeitpunkt der Primärtherapie das Schicksal der Mammakarzinom-Patientinnen aufgrund der stattgefundenen Fernmetastasierung besiegelt ist, konnte der Beweis erbracht werden, daß eine erhöhte lokale Radikalität durch Operation oder Radiotherapie die Überlebenszeit verlängert. Das betrifft insbesondere Patientinnen mit medialem oder zentralem Tumorsitz und positiven Achsellymphknoten. Selbst große prospektiv randomisierte Studien, welche der Radiotherapie lediglich einen günstigen Effekt auf die Lokalrezidivrate zubilligen, geben zur Kritik Anlaß und eignen sich nicht, den Effekt der Radiotherapie zu bewerten. Das Lokalrezidiv zeigt im allgemeinen Inkurabilität an und sollte nicht unterschätzt werden. Wenn man die einzelnen Risikogruppen besser definiert, wird man auch die Indikation zur postoperativen Radiotherapie schärfer stellen können.

Literatur

Atkins H, Hayward JL, Lugmann DJ, Wayte AB (1972) Treatment of early breast cancer: a report after ten years of a clinical trial. Br Med J 2:423

Bonadonna G (1982) Fortschritte bei der adjuvanten Chemotherapie des operablen Mammakarzinoms. In: Frischbier H-J (Hrsg) Die Erkrankungen der weiblichen Brustdrüse. Thieme, Stuttgart, S 225

Fletcher GH (1980) Textbook of radiotherapy. Lea & Febiger, Philadelphia

Høst H, Brennhovd IO (1977) The effect of post-operative radiotherapy in breast cancer. Int J Radiat Oncol Biol Phys 2:1061

Lacour J, Bucalossi P, Caceres E et al. (1976) Radical mastectomy versus radical mastectomy plus internal mammary dissection. Five-year results of an international cooperative study. Cancer 37:206

Strender LE, Wallgren A, Arndt J et al. (1981) Adjuvant radiotherapy in operable breast cancer: correlation between dose in internal mammary nodes and prognosis. Int J Radiat Oncol Biol Phys 7:1319

Tubiana M, Sarrazin D (1980) A reappraisal of radiotherapy in the treatment of operable breast cancer. The new light on the internal mammary chain role. In: Mouridsen HT, Palshof T (eds) Breast cancer. Experimental and clinical aspects. Pergamon, Oxford, p 243

Möglichkeiten und Grenzen der Chemotherapie des metastasierten Mammakarzinoms

D. K. Hossfeld

Unter allen bösartigen Erkrankungen ist das Mammakarzinom unübertroffen, was den Umfang der Literatur über seine Chemotherapie angeht. Das spiegelt die Größenordnung wieder, welche das Mammakarzinom einnimmt - es soll so häufig sein wie der Diabetes mellitus; 70-80% der Patienten bedürfen im Verlauf der Erkrankung der Chemotherapie -, aber auch eine anhaltende therapeutische Unsicherheit. Die Beantwortung der Fragen,

bei welcher Patientin
wann
welches Medikament
in welcher Dosierung
in welcher Kombination
und über welchen Zeitraum zu verabreichen ist,

bereitet auch dem Spezialisten immer wieder Probleme und gibt unter diesen Anlaß zu andauernden Kontroversen. Insofern darf es nicht verwundern, wenn bei der Besprechung des gestellten, anspruchsvollen Themas „Möglichkeiten und Grenzen der Chemotherapie des metastasierten Mammakarzinoms" persönliche Erfahrungen einen breiten Raum einnehmen werden.

Verglichen mit anderen soliden Tumoren, vor allem verglichen mit anderen Adenokarzinomen ist das Mammakarzinom bemerkenswert Zytostatika-sensibel. Dies ist eine klinisch-empirische Erfahrung, für die es keine biochemische und zellkinetische Begründung gibt. Nimmt man die Tumor-Verdopplungszeit als Parameter der Zytostatika-Sensibilität, würde man nur einen geringen Effekt erwarten, da sie mit 100-200 Tagen so lang ist wie z. B. bei Plattenepithelkarzinomen der Lunge oder Adenokarzinomen des Dickdarms [1].

Die Substanzen, mit denen man eine objektivierbare Tumorreduktion erreichen kann, sind in Tabelle 1 aufgeführt [2]. Bei der Betrachtung dieser Tabelle ist der Hinweis angebracht, daß sich die entsprechenden Remissionsraten beziehen auf

1. eine mehr als 50%ige Rückbildung der meßbaren Tumormanifestationen,
2. mit Zytostatika nicht-vorbehandelte Patienten,
3. konventionelle Dosierung und
4. konventionelle Applikation der Substanzen.

Es ist bekannt, daß diese vier Kriterien für die Evaluation von Zytostatika bedeutsam sind.

Vergleicht man die in Tabelle 1 gemachten Angaben mit ähnlichen Tabellen [3] früherer Jahre, dann fällt auf, daß die Remissionsraten jeweils um 5-10% niedriger sind (was mit den strengeren Remissionskriterien zusammenhängen dürfte), daß eine Substanz, nämlich Mitomycin C, hinzugefügt wurde und daß dem Vincristin nur noch eine geringe Wirksamkeit zugestanden wird. Es bleibt aber abzuwarten, ob sich die vorläufigen Therapieergebnisse bestätigen lassen, wonach dem neuen halbsynthetischen Vinca-Alkaloid Vindesin (Eldisine) eine größere Wirksamkeit zukommt.

Tabelle 1. Aktivität der Einzel-Substanzen

Adriamycin	38[a]
Endoxan	27
Mitomycin C	24
Methotrexat	23
5-Fluorouracil	22
Alkeran	19
Thio-Tepa	17
Vincristin[b]	14
Velbe	11

[a] % der Patienten mit > 50% Tumorrückbildung
[b] Handelsname in Deutschland Vincristin, Lilly

In den sechziger Jahren entstand das Konzept, durch die Kombination verschiedener Zytostatika die Therapieerfolge bei malignen Erkrankungen zu verbessern. Nicht immer wurden dabei die drei Prinzipien der Kombinationstherapie beachtet, die besagen, daß

1. keine überlappende Toxizität gegeben sein darf, daß
2. keine weitreichenden Kompromisse bei der Dosierung der Einzelsubstanz erlaubt sind und daß
3. die zu verwendenden Einzelsubstanzen jeweils von ausreichender Wirksamkeit sein sollen.

Greenspan [4] und besonders Cooper [5] haben die kombinierte Chemotherapie in die Behandlung von Patienten mit hormonresistentem, metastasiertem Mammakarzinom eingeführt. Cooper verwendete bis auf Thio-Tepa alle seinerzeit beim Mammakarzinom bekannten Substanzen (Cyclophosphamid, Methotrexat, 5-Fluorouracil, Vincristin und Prednison) und berichtete 1969 [4] über eine sensationelle Remissionsrate von 88%. In zahlreichen Kliniken wurde während der folgenden Jahre die „Cooper-Therapie“ eingesetzt, ihre Wirksamkeit bestätigt, das Ergebnis jedoch nur teilweise: die Remissionsquote pendelte sich bei knapp 50% ein, die Remissionsdauer bei etwa 8 Monaten.

Diese Erfahrung zwang zur Rückbesinnung (Tabelle 2). Man fragte sich, ob tatsächlich alle Substanzen der „Cooper-Therapie“ notwendig sind und begann vergleichende Therapiestudien. Auf Prednison und/oder Vincristin wurde verzichtet, und es ergab sich, daß die Kombination Cyclophosphamid, Methotrexat und 5-Fluorouracil (CMF) ähnliche Resultate erbrachte (Übersicht in [6]). CMF plus Prednison (P) ging in einer Untersuchung [7] mit einer Verlängerung der Überlebenszeit bei nicht eindeutiger Verlängerung der Remissionsdauer einher. Weil die CMFP-Patienten höhere Gesamtdosen an Zyto-

Tabelle 2. Evolution der Chemotherapie

CMFVP[a]
CMFP
CMF
CM(?)

[a] C = Cyclophosphamid; M = Methotrexat; F = 5-Fluorouracil; V = Vincristin; P = Prednison

statika erhielten als die CMF-Patienten, bleibt die Frage offen, ob Prednison direkt wirksam ist oder nur indirekt durch eine scheinbare Milderung der Knochenmarktoxizität.

Kann sogar auf 5-Fluorouracil verzichtet werden? Brunner et al. [8] verglich die 1969 [9] von ihm eingeführte Kombinationstherapie Cyclophosphamid, Methotrexat und Prednison mit dem Cooper-Schema. Die letztere war der ersteren Therapie nicht klar überlegen. Mit allen bisher genannten Therapiemodalitäten werden Remissionsraten zwischen 45 und 55%, eine Remissionsdauer zwischen 7 und 10 Monaten und mittlere Überlebenszeiten bei sogenannten Therapie-Ansprechern von 14 bis 18 Monaten erreicht.

Kann man aufgrund dieser Daten einen weiteren Schritt zurückgehen, die Kombinationstherapie aufgeben und sich auf Monotherapie beschränken? Obwohl zu diesem Thema einige wenige, provozierende Ergebnisse vorhanden sind, wonach die sequentielle Verabreichung der genannten Substanzen in äquitoxischen Dosen zu ähnlichen Erfolgen wie die Kombination führt (Übersicht in [6]), wird die Kombinationstherapie weiterhin von allen Experten empfohlen. Mit einigen Vorbehalten gilt das CMF-Schema als die derzeitige „Standardtherapie." Bei diesem Schema wird Cyclophosphamid als Tablette in einer Dosis von 100 mg/m^2 an 14 Tagen, Methotrexat i. v. in einer Dosis von 40 mg/m^2 an den Tagen 1 und 8 und 5-Fluorouracil i. v., 600 mg/m^2, ebenfalls an den Tagen 1 und 8 verabreicht. Manche Patienten leiden während der gesamten Dauer der Cyclophosphamid-Gabe unter Übelkeit und unterbrechen dann von sich aus die Einnahme. In solchen Fällen bietet sich die in Tabelle 3 angeführte CMF-Modifikation an. 5-Fluorouracil muß nach Methotrexat injiziert werden, andernfalls hemmen sich die Substanzen gegenseitig [10].

Tabelle 3. Modifiziertes CMF-Programm

Cyclophosphamid	400 mg/m^2 i. v. Tage 1 und 8
Methotrexat	40 mg/m^2 i. v. Tage 1 und 8
5-Fluorouracil	600 mg/m^2 i. v. Tage 1 und 8

Anfang der siebziger Jahre wurde Adriamycin in die Chemotherapie von Patienten mit Mammakarzinom eingeführt. Unter den heute verfügbaren Substanzen ist sie zweifelsfrei die aktivste. Ziemlich schnell wurde Adriamycin mit Cyclophosphamid, mit Vincristin, mit Cyclophosphamid plus 5-Fluorouracil und mit Cyclophosphamid plus Methotrexat plus 5-Fluorouracil plus Vincristin plus Prednison kombiniert. Als die Therapien mit nicht-Adriamycin enthaltenden Kombinationen verglichen wurden, zeigte sich jedoch, daß damit zwar höhere Remissionsraten und längere Überlebenszeiten erreicht wurden, daß diese Unterschiede aber mit einer Ausnahme statistisch nicht signifikant waren (Tabelle 4).

Tabelle 4. Vergleichende Therapiestudien

Therapie	AR[a]	ÜZ[a]
CMF	57	17,5
vs. AV - CMF	52	22,5
CMF	62	17,0
vs. CAF	82	27,2
CMFVP	57	20,2
vs. CAFVP	58	33,0
CMFVP	37	—
vs. CAF	64[b]	—

[a] Ansprechrate (AR) in %, Überlebenszeit (ÜZ) in Monaten.
[b] Unterschied signifikant, alle anderen nicht signifikant. Modifiziert aus Henderson und Canellos, 1980 [6]. A = Adriamycin; für die übrigen Symbole siehe Tabelle 2.

Betrachtet man die Wertigkeit der verschiedenen Adriamycin-Therapien, entsteht wieder der Eindruck, daß auch hier ohne wesentlichen Wirkverlust eine Abmagerung vertretbar ist. Die Kombinationen mit 2, 3 und 4 anderen Zytostatika ist nicht effektiver als die Kombination mit nur einer Substanz, nämlich Cyclophosphamid. Seit längerem wird vermutet, daß Vincristin die Wirkung von Adriamycin nicht verbessert; hierzu gibt es jetzt eine Untersuchung, die das zu belegen scheint [11].

Die Analyse der Wertigkeit der verschiedenen Kombinationstherapien demonstriert recht eindeutig, daß bei Patienten mit Mammakarzinom die Ergebnisse durch den Einbau von mehr und mehr Substanzen nicht nachhaltig verbessert werden können. Dies hängt vermutlich damit zusammen, daß gegen ein Prinzip der kombinierten Chemotherapie verstoßen wird, indem zur Verminderung der Toxizität die Wirkdosen der Einzelsubstanzen reduziert wurden.

Vereinfacht kann also die Qual der Wahl unter den zahlreichen Kombinationstherapien auf die Frage reduziert werden, ob man die Patienten primär besser mit CMF oder Adriamycin plus Cyclophosphamid (AC) bzw. Adriamycin plus Vincristin (AV) therapiert. Schon die Tatsache, daß 20–30% der CMF-Patienten, die primär auf die Therapie nicht angesprochen haben oder ein Rezidiv erleiden, mit AC eine Remission erreichen können, umgekehrt aber nur 10–15%, veranlaßt uns, Adriamycin nicht primär einzusetzen. Hinzu kommt das Problem der Adriamycin-Kardiotoxizität; beginnt man die Therapie mit Adriamycin, ist spätestens nach einem Jahr die kumulative Höchstdosis von 550 mg/m^2 erreicht, und die Therapie muß abgebrochen werden. Etwa 30% der Patienten

Tabelle 5. Adriamycin-Kombinationen

Therapie	AR[a]	RD[a]	A/m^{2+}
FACM (2)[b]	55-62	10-12	20-40
FAC (3)	43-64	8-15	30-50
AC (2)	50-80	10	40
AF (1)	42	15	40
AV (1)	57	9,5	70
A (1)	53		

[a] Ansprechrate (AR) und Remissionsdauer (RD) in % der Patienten bzw. Monaten. A/m^2 = Adriamycin-Dosierung in mg.
[b] Anzahl der Studien. Modifiziert aus Henderson und Canellos, 1980 [6].

mit metastasiertem Mammakarzinom leben jedoch länger als 2 Jahre, so daß es wichtig ist, eine potente Substanz in Reserve zu haben.

Es gibt nicht wenige erfahrene Onkologen, die bei Patienten mit schlechten prognostischen Faktoren [12] für den primären Einsatz von Adriamycin plädieren. Tatsächlich entfallen die oben angestellten Überlegungen für die überwiegende Mehrzahl solcher Patienten, so daß dieses Verfahren ohne weiteres zu vertreten ist.

Von Remissionsraten alleine soll man sich bei der Chemotherapie des Mammakarzinoms nicht leiten lassen. Bedenkt man, daß Heilung im Stadium der Metastasierung die extreme Ausnahme darstellt, dann muß die Verbesserung der sogenannten Lebensqualität die Maxime des Handelns sein. Patienten mit solitären Metastasen sollen zunächst lokalen chirurgischen oder radiotherapeutischen Maßnahmen zugeführt werden. Wenn eine multilokuläre Metastasierung vorliegt, müssen erst alle hormonellen Möglichkeiten erschöpft werden. Sind diese nicht oder nicht mehr gegeben, ist die Chemotherapie indiziert, die wie dargestellt mit der am wenigsten toxischen beginnen sollte. Nach diesen Gesichtspunkten wurde und wird in der Medizinischen Universitätsklinik in Hamburg verfahren. Die Hormontherapie wird am Rezeptorstatus der Karzinomzellen orientiert, die primäre Chemotherapie war das Brunner-Schema (Cyclophosphamid, Methotrexat und Prednison jeweils oral), CMF und dann Adriamycin-Kombinationen kommen bei Therapieversagern oder bei Rezidiv zum Einsatz. 77 derartig behandelte Fälle wurden kürzlich ausgewertet [13]. Die mittlere Überlebenszeit aller Patienten betrug 27,5 Monate. Die Untersuchung bestätigte auch, daß die vorausgegangene Hormontherapie die Resultate der Chemotherapie weder negativ noch positiv beeinflußt.

Wie soll man sich bei den Patienten verhalten, bei denen die Erkrankung nach ein- oder sogar zweijähriger Chemotherapie in anhaltender Remission oder nicht progredient ist? Vor allem für Patienten mit vorwiegender oder ausschließlicher Knochenmetastasierung tritt dieses Problem gar nicht so selten auf. Ist es erforderlich, solche Patienten fortgesetzt zu behandeln bis zum Progreß oder kann man es wagen, die Therapie zu beenden? Auch ein umfangreiches Literaturstudium gibt auf diese Frage keine Antwort. In Diskussionen erfährt man von Fällen, bei denen wenige Monate nach Aussetzen der „Erhaltungstherapie" das Rezidiv auftrat. Andere Kollegen sind der Überzeugung, daß auch nur der Verdacht auf das andauernde Vorliegen von Krebszellen die Fortführung der Therapie erzwingt. Der Referent vertritt die Auffassung, daß ein Auslaßversuch gerechtfertigt ist, weil im Einzelfall unbewiesen ist, daß Therapie zur anhaltenden Remission wirklich beiträgt und den Patienten die Chemotherapie „auf Verdacht" auf die Dauer nicht zugemutet werden kann.

Welche Möglichkeiten gibt es, Patienten zu helfen, die mit den klassischen Zytostatika ausbehandelt sind? Indem sich die Chemotherapie mehr und mehr in die Praxis verlagert, kommen solche Patienten in zunehmendem Maße in die sogenannten Tumorzentren und stellen Ärzte und Schwestern vor erhebliche Probleme. Als wirksam erwiesen sich (Tabelle 6) Mitomycin C, 10–12 mg/m^2 i.v. alle 4 Wochen; Vinblastin, 1,2. bis 1,5 mg/m^2/Tag als Dauerinfusion über 4 bis 5 Tage; hochdosiert (2–3 g/m^2) Methotrexat mit anschließender Leukovorin-Gabe; sequentiell mittelhochdosiert (300 mg/m^2) Methotrexat plus 5-Fluorouracil mit anschließender Leukovorin-Gabe [14]. Etwa ein Drittel der derart behandelten Patienten erlebt eine partielle Tumorrückbildung, die jedoch kaum länger als 4 Monate andauert.

Tabelle 6. Sekundärtherapie bei Chemoresistenz

Mitomycin C	20–30[a]
Velbe (DI)[b]	25–35
MTX (HD)[b]	30
MTX (MDH[b] +-5-FU	50

[a] % der Patienten mit >50% Tumorrückbildung
[b] DI = Dauerinfusion; HD = hochdosiert mit Leukovoringabe; MDH = mittelhochdosiert mit Leukovoringabe

Literatur

1. Shackney SE, McCormack GW, Cuchural GJ Jr (1978) Growth rate patterns of solid tumors and their relation to responsiveness to therapy. A analytical review. Ann Intern Med 89:107–121
2. Hoogstraten B, Fabian C (1979) A reappraisal of single drugs in advanced breast cancer. Cancer Clin Trials 2:101–109
3. Young RC (1977) Perspectives in the treatment of breast cancer: 1976. Ann Intern Med 86:784–798
4. Greenspan EM, Fieber M, Lesnick G, Edelman S (1963) Response of advanced breast carcinoma to the combination of the antimetabolite methotrexate, and the alkylating agent Thio-tepa. Mt Sinai J Med (NY) 30:246–267
5. Cooper RG (1969) Combination chemotherapy in hormone resistant breast cancer. Proc Am Assoc Cancer Res Am Soc Clin Oncol 10:15
6. Henderson IC, Cancellos GP (1980) Cancer of the breast. The past decade. N Engl J Med 302:78–90
7. Carbone PP, Bauer M, Band P, Tormey D (1977) Chemotherapy of disseminated breast cancer: Current status and prospects. Cancer 39:2916–2922

8. Brunner KW, Sonntag RW, Martz G, Senn HJ, Øbrecht P, Alberto P (1975) A controlled study in the use of combined drug therapy for metastatic breast cancer. Cancer 36:1208–1219
9. Brunner KW (1969) Erfahrungen mit der zytostatischen Kombinationstherapie beim hormonresistenten metastasierenden Mammakarzinom. Schweiz Med Wochenschr 99:1298
10. Bertino JR (1979) Toward improved selectivity in cancer chemotherapy: The Richard and Hinda Rosenthal foundation award lecture. Cancer Res 39:293–304
11. Steiner R, Stewart JF, Rubens RD (1982) Does response to endocrine therapy predict response to chemotherapy in advanced breast cancer? Proc Am Assoc Cancer Res 23:143
12. Nagel GA, Wander H-E (1981) Metastasierende Mammakarzinome. Dtsch Aerztebl 9:399–402
13. Müllerleile U, Gabrecht M, Stolzenbach G (1980) Sequential endocrine and cytostatic treatment in disseminated female breast cancer. Verh 15. Dtsch Krebskongreß, München
14. Herrmann R, Westerhausen M, Bruntsch U, Jungi F, Manegold C, Fritze D (1982) Sequential methotrexate and 5-fluorouracil is effective in extensively pretreated breast cancer. Proc Am Soc Clin Oncol 1:86

Was gibt es Neues auf dem Gebiete der Hormontherapie und der kombinierten Hormono/ Chemotherapie?

F. Cavalli

Einleitung

Historisch gesehen war die Hormontherapie die erste palliative Behandlung des metastasierenden Mammakarzinoms. Ende der Sechziger Jahre wurde dann gezeigt, daß die Polychemotherapie im Vergleich zur endokrinen Behandlung in etwa doppelt so vielen Fällen eine Tumorregression zu erzielen vermag [1]. Dieses Resultat wird auch weniger von den bekannten prognostischen Faktoren (Alter, freies Intervall, „günstige" Metastasenlokalisationen) beeinflußt, als es bei der Hormontherapie der Fall ist [2]. Daraufhin wurde die kombinierte zytostatische Behandlung an vielen Zentren zur Therapie der ersten Wahl beim metastasierenden Mammakarzinom. Aber trotz der Einführung von Adriamycin, der wirksamsten Einzelsubstanz [3], mußte man einige Jahre später feststellen, daß in der Polychemotherapie bereits ein Plateau erreicht worden war [4]. Je nach Größe und Zusammensetzung des Krankengutes beobachtet man mit den modernen zytostatischen Kombinationen eine Remission in 50–70% der Fälle [4, 5]. Davon sind höchstens 10–15% komplett. Die mediane Dauer einer partiellen Remission übersteigt selten 12 Monate und diejenige einer kompletten dauert durchschnittlich 16–17 Monate [6]. Zur Zeit werden vor allem drei Möglichkeiten geprüft, die eine Verbesserung der Behandlungsresultate versprechen: eine Konsolidierung mit Strahlentherapie [7, 8], verschiedene intensivere Polychemotherapien [9, 10], Kombinationen von Hormon- und Chemotherapie [5, 11, 12].

Aber auch der alleinigen Hormontherapie wurde in den letzten Jahren, nach Abklingen der Euphoriephase für die Polychemotherapie, ein erneutes Interesse entgegengebracht. Dazu haben viele Faktoren beigetragen, von denen nur folgende erwähnt seien: eine gewisse Enttäuschung mit den Langzeitresultaten der zytostatischen Behandlung, die Entdeckung neuer Hormonotherapeutika, die immer mehr verbreitete Anwendung der Hormonrezeptoren-Bestimmung in der täglichen Praxis. Seit mehreren Jahrzehnten erreicht jede wirksame Form der Hormontherapie, ob additiv oder ablativ, im metastasierenden Zustand dieser Neoplasie eine partielle Remission in ca. 30% der Fälle. In Wirklichkeit scheinen selbst neue Formen der endokrinen Behandlung in einem *unselektionierten* Krankengut keine höhere Regressionsrate erzielen zu können. Durch die Bestimmung der Hormonrezeptoren ist es aber heutzutage möglich, diejenigen Patientinnen auszulesen, die wahrscheinlich hormonsensibel sind. Damit kann die Remissionsrate in einer selektionierten Gruppe bis auf 80% der behandelten Fälle angehoben werden [13, 14]. Die Bestimmung der Hormonre-

zeptoren ist immer noch kompliziert und aufwendig: dabei werden auch fast ausschließlich die zytoplasmatischen Rezeptoren und nicht die vermutlich weit wichtigeren Rezeptorstellen im Kern der neoplastischen Zelle erfaßt. Zur Zeit wird deswegen sehr intensiv nach vereinfachten und aussagekräftigeren Bestimmungsmethoden gesucht. Gleichzeitig ist man bestrebt, eine Korrelation zwischen Rezeptorgehalt der Zellen und biologischem Verhalten des Tumors herzustellen. Es konnte bereits mehrmals gezeigt werden, daß histologisch „weniger maligne erscheinende“ Mammatumoren im allgemeinen rezeptorreicher sind als die „histologisch maligneren“ Varianten [15, 16]. Silvestrini et al. konnten letzthin das Vorhandensein von Östrogenrezeptoren mit dem "labeling index", als Ausdruck der Proliferationskinetik des Tumorgewebes, korrelieren [17, 18]. Kürzlich hat aber eine andere Gruppe diese Korrelation zwischen Proliferationskinetik und Vorkommen von Hormonrezeptoren nicht bestätigen können [19].
In der Folge möchten wir die wesentlichsten Ergebnisse einiger rezenter Studien auf dem Gebiete der Hormontherapie des metastasierenden Mammakarzinoms zusammenfassen.

Antiöstrogene

Einige neue Antiöstrogene stehen zur Zeit in der präklinischen Phase oder werden den ersten klinischen Prüfungen unterzogen. Tamoxifen dürfte aber noch für einige Jahre die klar führende Substanz in dieser Gruppe bleiben. Bei einer kritischen Durchsicht der jüngsten Literatur findet sich, daß auch diese Substanz eine Remissionsrate in der Größenordnung von 30% hervorruft [20, 21]. Zwei randomisierte Studien, die Tamoxifen mit einem traditionellen Östrogen bei postmenopausalen Frauen verglichen, zeigen ähnliche Therapieresultate für beide Substanzen [22, 23]. Es bestätigt sich aber, daß Tamoxifen deutlich wenigere Nebenwirkungen als die früher verwendeten Östrogene hervorruft. Diese beiden Studien haben aber einen interessanten therapeutischen Unterschied gezeigt: sogenannte „Entzugsremissionen“ wurden nach Sistierung des Östrogens, nicht aber nach Absetzen von Tamoxifen beobachtet. Dieser Unterschied wird verständlich, wenn man die kürzlich publizierten Grundzüge der Tamoxifen-Pharmakokinetik berücksichtigt [24]. Tamoxifen hat eine lange Halbwertzeit, die bei einigen Patientinnen sogar 3 Wochen betragen kann. In manchen Fällen kann die Substanz auch 6 Wochen nach ihrem Absetzen immer noch nachgewiesen werden. Dies bedeutet, daß eine „Entzugsremission“ erst nach einer sehr langen Beobachtungszeit beurteilt werden könnte, was in der Klinik kaum möglich ist. Diese pharmakokinetischen Erkenntnisse weisen auch darauf hin, daß eine Bestimmung der Östrogenrezeptoren erst 8–12 Wochen nach Absetzen von Tamoxifen wieder sinnvoll ist. Führt man sie früher durch, dann ist mit einem falsch-negativen Resultat zu rechnen, da Tamoxifen nicht nur lange im Körper verweilt, sondern auch eine langdauernde Bindung mit dem Rezeptor eingeht [25]. Wie bei jeder anderen additiven hormonellen Maßnahme kann auch im Falle von Tamoxifen die Antitumorwirkung klinisch

erst nach einigen Wochen beurteilt werden: die Pharmakokinetik hat uns jetzt diese „alte“ Wahrheit verständig gemacht. Ein “steady-state” wird mit der gewöhnlichen Dosierung (20 mg täglich) nach 12–16 Wochen erreicht: der minimal wirksamste Blutspiegel wird erst nach 1–2 Wochen gemessen [24].
Eine wichtige Erkenntnis dieser letzten Jahre ist die Wirksamkeit von Tamoxifen bei prämenopausalen Patientinnen: es erreicht praktisch die gleiche Remissionsrate, mindestens in nicht randomisierten Studien, wie die konventionelle Ovarektomie [26]. Eine Gruppe hat auch darauf hingewiesen, daß Tamoxifenresistente Patientinnen auch keine Tumorregression mit der darauffolgenden Ovarektomie zeigen. Dadurch erhält Tamoxifen eine wichtige prognostische Funktion, indem es die Patientinnen ermitteln kann, denen dieser chirurgische Eingriff erspart werden kann. Erst kürzlich hat aber Hoogstraten dieser ersten Beobachtung widersprochen [27].
Die zur Zeit brennendste Frage bei prämenopausalen Patientinnen ist nun die folgende: ist es möglich, durch eine Kombination von Ovarektomie und Tamoxifen die therapeutischen Resultate der alleinigen chirurgischen Kastration oder der alleinigen additiven Behandlung zu verbessern? Die gleichzeitige Kombination mehrerer Hormonotherapien hat bis jetzt im allgemeinen enttäuschende Resultate gezeitigt: hier hätte sie aber eine rationale Basis, indem die Östrogene gleichzeitig zentral und peripher angegriffen würden. Klinische Studien sind diesbezüglich in Australien und in der Schweiz angelaufen.
Bezüglich der endokrinologischen Aspekte dieses Antiöstrogens sei auf eine ausführliche Übersichtsarbeit, die erst vor wenigen Monaten erschienen ist, verwiesen [28].

Aminoglutethimide

Aminoglutethimide ist ein Derivat der hypnotisch wirkenden Substanz Glutethimide, von der es sich nur durch die Gegenwart einer Aminogruppe am Benzolring unterscheidet.
Aminoglutethimide (AG) wurde 1958 als Antikonvulsivum eingeführt: erst später erkannte man seine hemmende Wirkung auf die Schilddrüsen- und Nebennierenrinden-Funktion.
AG hemmt die adrenale Bildung von Δ 5-Pregnenolon aus Cholesterin sowie die adrenale Sekretion des Aldosterons, der 17-Hydroxycorticosteroide und der Östrogene. Im extraadrenalen Bereich, z. B. im Mammagewebe hemmt Aminoglutethimide die periphere Aromatisation von Androstendion zu Oestron. Ohne gleichzeitige Applikation von Corticoiden tritt unter AG innerhalb von 3–7 Tagen das sogenannte ACTH-escape-Phänomen auf, das auf einer überschießenden ACTH-Ausschüttung beruht. Vor allem deswegen wird AG (tägliche Dosierung 1,000 mg, einschleichend innerhalb von 2–3 Wochen zu erreichen) mit 2×20 mg Hydrocortison täglich gegeben. Wegen seiner Verwandtschaft mit dem Phenobarbital Glutethimide besitzt AG vor allem neurologische Nebenwirkungen: Ataxie, Benommenheit, Somnolenz. Diese wie auch das in einem Drittel der Fälle auftretende urtikarielle Exanthem verschwinden zumeist spontan innerhalb von 1–2 Wochen bei Fortsetzung der Medikation.

Selbst bei einer protrahierten Einnahme dieses Medikamentes kommt es zu keiner irreversiblen Schädigung der Nebennierenrinde: die normale endokrinologische Funktion tritt sehr rasch wieder ein, so daß selbst bei abrupter Sistierung der AG-Behandlung keine besonderen Vorsichtsmaßnahmen getroffen werden müssen [29].

Der genaue Platz von AG in der Behandlung vom metastasierenden Mammakarzinom bleibt zur Zeit noch definitionsbedürftig. Die bis jetzt bekannten Resultate deuten darauf hin, daß auch diese „medikamentöse Adrenalektomie" die „magische" Grenze der 30%-Remissionen in einem unselektionierten Krankengut im Wesentlichen nicht zu durchbrechen vermag [30, 31, 32]. Zwei randomisierte Studien zeigen, daß die primären Remissionsraten von Tamoxifen und AG ähnlich sind. Beide Arbeiten weisen aber auf einen möglichen, wichtigen Unterschied: Patientinnen, die primär oder sekundär auf Tamoxifen resistent sind, können auf AG noch ansprechen. Das Gegenteil (Ansprechen von AG-resistenten Patientinnen auf Tamoxifen) wurde dagegen bis jetzt nicht beobachtet [33, 34].

Einige Feststellungen lassen vermuten, daß möglicherweise Interaktionen in den sequentiellen Anwendungen von endokrinen Behandlungen wichtig sein können. Wir möchten nur folgendes Beispiel erwähnen: in einer Phase-II-Studie mit AG, die die SAKK durchgeführt hat, wurden bei 27 auswertbaren Patientinnen nur 2 Remissionen gesehen [35]. Alle diese Frauen hatten aber unmittelbar vor AG Medroxyprogesteron-Azetat (MAP) erhalten. Wir haben aber außerhalb dieser Studie bei mehreren Patientinnen, die ohne eine unmittelbare Vorbehandlung mit MAP AG erhielten, eine „gewöhnliche" Remissionsrate feststellen können.

Um den Stellenwert der zur Zeit verfügbaren hormonellen Maßnahmen bei postmenopausalen Patientinnen klären zu können, hat die SAKK kürzlich eine randomisierte Studie aktiviert, bei der Tamoxifen, MAP und AG verglichen werden (siehe Tabelle 1).

Gestagene

Hier haben zwei Präparate ein erneutes Interesse gefunden. Es handelt sich um Megesterol-Azetat (Megace) und um Medroxyprogesteron-Azetat (MAP). Megace ist vor allem in den USA populär geworden: in einer Dosierung von 4×40 mg erreicht es die „magische Schwelle" von 30% Remissionen ohne dabei nennenswerte Nebenwirkungen zu haben [36]. Die klinische Einführung einer 160 mg-Kapsel steht unmittelbar bevor: es darf angenommen werden, daß dadurch das klinische Interesse für diese Substanz noch zunehmen wird.

Wir haben uns in den letzten Jahren besonders mit MAP beschäftigt. Historisch hatte diese Substanz eher enttäuschende Resultate gezeigt: mit einer Dosierung von 500 mg i.m. 1–2 × wöchentlich konnten durchschnittlich nur 10–15% Remissionen beobachtet werden [37, 38]. Vor einigen Jahren berichteten dann italienische Autoren über erstaunliche Resultate mit der Anwendung von sehr hohen MAP-Dosierungen: 1–2 g täglich für 28 Tage [39, 40]. In einer ersten Pilotstudie erreichten wir 6 Remissionen bei 18 ausbehandelten Patientin-

Tabelle 1

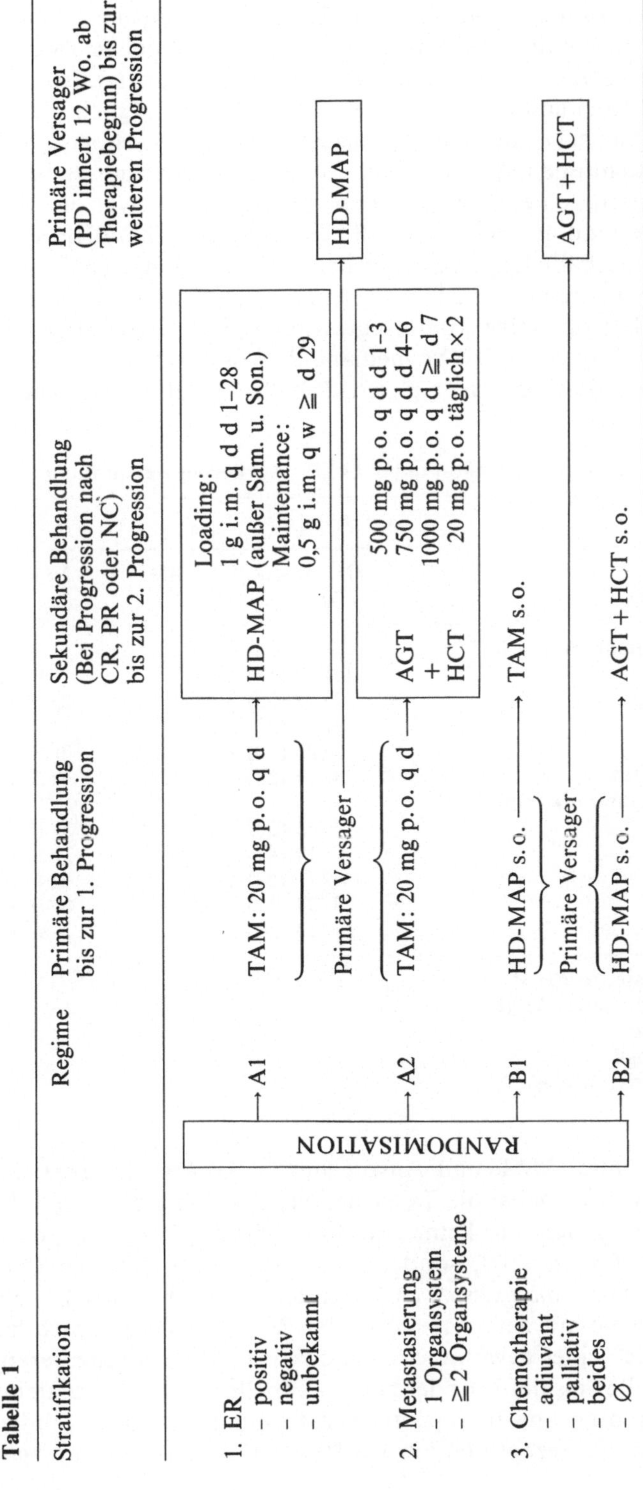

Stratifikation		Regime	Primäre Behandlung bis zur 1. Progression	Sekundäre Behandlung (Bei Progression nach CR, PR oder NC) bis zur 2. Progression	Primäre Versager (PD innert 12 Wo. ab Therapiebeginn) bis zur weiteren Progression
1. ER – positiv – negativ – unbekannt	RANDOMISATION	→ A1	TAM: 20 mg p.o. q d →	HD-MAP: Loading: 1 g i.m. q d d 1–28 (außer Sam. u. Son.) Maintenance: 0,5 g i.m. q w ≧ d 29	
			Primäre Versager →		HD-MAP
2. Metastasierung – 1 Organsystem – ≧2 Organsysteme		→ A2	TAM: 20 mg p.o. q d →	AGT: 500 mg p.o. q d d 1–3 750 mg p.o. q d d 4–6 1000 mg p.o. q d ≧ d 7 + HCT: 20 mg p.o. täglich × 2	
3. Chemotherapie – adiuvant – palliativ – beides – ∅		→ B1	HD-MAP s. o. →	TAM s. o.	
			Primäre Versager →		AGT + HCT
		→ B2	HD-MAP s. o. →	AGT + HCT s. o.	

nen [41]. Daraufhin entschied die SAKK, eine randomisierte Studie vorzunehmen. In der Induktionsphase wurden während 4 Wochen zwei verschiedene Dosierungen verglichen: die eine Hälfte der Patientinnen erhielt 500 mg MAP i. m. zweimal wöchentlich, die andere Hälfte 1000 mg täglich während 5 Tagen pro Woche (Samstag und Sonntag ausgeschlossen). Nach 4 Wochen bekamen dann die Patientinnen, die eine Tumorregression oder mindestens einen Stillstand aufwiesen, eine Erhaltungsbehandlung: diese war in beiden Armen gleich und bestand aus 500 mg MAP i. m. einmal wöchentlich. Bis zum 15. 11. 1981 waren 152 Fälle bereits auswertbar: aufgrund einer *präliminären* Analyse dieser Studie wurden dabei 24/76 (31%) Remissionen mit der hohen Dosierung und 8/76 (11%) objektive Tumorregressionen mit der niedrigen MAP-Dosierung festgestellt ($p < 0.05$). Die mediane Remissionsdauer ist mit ca. 14 Monaten in beiden Induktionsarmen gleich. Tabelle 2 zeigt die Korrelation zwischen

Tabelle 2. Korrelation Remission unter MAP - vorherige Behandlung

Regime	A	B
	N. Anspr./N. Fälle (%)	N. Anspr./N. Fälle (%)
Vorherige Chemotherapie (CT)		
- keine	11/19 (57)	1/12 (8)
- R bei CT	3/12 (25)	2/15 (13)
- NC bei CT	1/3 (33)	1/7 (14)
- PD bei CT	5/25 (20)	0/21 (–)
- nicht auswertbar	4/17 (23)	4/21 (19)
Vorherige Hormonotherapie (HT)		
- keine	7/13 (53)	3/12 (25)
- R bei HT	9/19 (47)	3/25 (12)
- NC bei HT	4/7 (57)	0/4 (–)
- PD bei HT	3/24 (12)	0/26 (–)
- nicht auswertbar	1/13 (7)	2/9 (22)

A = hochdosiertes MAP
B = niedrigdosiertes MAP
R = response
NC = no change
PD = progressive disease

Remissionen unter MAP und Ansprechen auf die vorausgegangenen Therapien. Interessant ist dabei die Tatsache, daß die Behandlung mit der niedrigen MAP-Dosierung nicht nur keine Antitumorwirkung bei vorher hormonell resistenten Patientinnen zeigt, sondern auch eine sehr niedrige Remissionsrate (12%) bei *primär hormonsensitiven* Fällen aufweist. Dies spricht deutlich dafür, daß die Therapie mit der konventionellen MAP-Dosierung nicht an die „Wirkungsschwelle" einer gewöhnlichen endokrinen Behandlung herankommt. Einen weiteren Beweis dafür findet man in Tabelle 3, wo die Beziehung zwischen Hormonrezeptoren und therapeutischen Resultaten unserer Studie dargestellt wird. Obwohl die Rezeptoren nur bei 40 der 152 Fälle bekannt waren, handelt

Tabelle 3. Korrelation Rezeptorstatus - Ansprechen
Patienten mit bekannten HR=40

HR	Hochdosiertes MPA NR./Resultate	Niedrigdosiertes MPA NR./Resultate
+/+	7/5 PR, 2 NC	3/–
+/–	5/2 PR, 1 NC	5/1 NC
–/+	1/1 PR	1/1 NC
–/–	7/–	6/1 PR
+/(+)	1/1 NC	4/1 PR
	21	19

es sich dabei immer um Werte, die unmittelbar vor dem Protokollbeginn mit MAP bestimmt wurden. Erst kürzlich wurde bewiesen, daß diese aktuellen Rezeptoren viel wichtiger als diejenigen sind, die entweder zur Zeit der Mastektomie oder vor früheren therapeutischen Maßnahmen bestimmt wurden [42]. Tabelle 3 zeigt eindeutig, daß im Fall der „hohen" MAP-Dosierung ein „gewöhnliches" Muster der Korrelation zwischen Rezeptoren und therapeutischer Antwort zu sehen ist, während ein solches Muster bei der konventionellen MAP-Dosierung nicht gefunden werden kann. Pharmakokinetisch konnten wir deutliche Unterschiede zwischen beiden Behandlungsdosierungen finden [43]. Endokrinologisch lassen sich dagegen erwartungsgemäß keine Unterschiede feststellen [44].

Kombinationen mehrerer hormoneller Behandlungen

Der Versuch, mehrere Hormontherapien gleichzeitig zu kombinieren, ist keine neue Idee. Aber genau wie früher sind auch in den letzten Jahren die meisten Versuche gescheitert: durch die gleichzeitige Kombination zweier oder mehrerer endokrinen Behandlungen läßt sich zur Zeit keine höhere Remissionsrate erreichen [21, 45]. Alle diese Versuche waren äußerst empirisch aufgebaut worden: zur Zeit gibt es aber zum ersten Mal rationelle Gründe, die neue Studien rechtfertigen könnten. Eine haben wir bereits dargestellt: es handelt sich um die Kombination Tamoxifen mit Ovarektomie bei prämenopausalen Patientinnen.

Die Kombination Tamoxifen/Aminoglutethimide erscheint auch logisch: eine erste, nicht randomisierte Studie zeigt aber vorläufig eine ähnliche Remissionsrate wie mit den Einzelsubstanzen allein [46]. Die ECOG vergleicht zur Zeit in einem randomisierten Protokoll MAP per os versus MAP + Aminoglutethimide. Einige Autoren setzen mehr Hoffnungen in ein sequentiell fixiertes Verfahren: ein erstes Hormon soll die Ansprechbarkeit des Tumors auf die nachfolgende Behandlung mit einem zweiten Hormon steigern. Ein solches "priming" wird mit Östrogenen, gefolgt von Tamoxifen oder Tamoxifen, gefolgt von Gestagenen versucht [47, 48].

Kombination Hormono/Chemotherapie

Der kombinierte Einsatz der Hormono- und Chemotherapie stellt eine der Hoffnungen dar, die heutzutage stagnierenden Resultate in der Behandlung des metastasierenden Mammakarzinoms zu verbessern. Im allgemeinen betrachtet man das Mammakarzinom als die Summe mindestens zweier verschiedener Zellpopulationen: die eine eher hormonempfindlich, die andere eher hormonoresistent, aber zytostatikaempfindlich [5, 49]. In den letzten Jahren wurden verschiedene randomisierte Studien durchgeführt, die die Überlegenheit der Kombination Chemo/Hormonotherapie gegenüber der alleinigen Chemotherapie hätten beweisen sollen. Ihre Resultate sind aber widersprüchlich [50–57]. Höchstwahrscheinlich hängen einige dieser Unterschiede mit dem methodologischen Aufbau der einzelnen Studien zusammen: entscheidend ist z. B. dabei, was die Patientinnen nach Erschöpfung der primären Chemotherapie im Behandlungsarm „Chemotherapie allein" erhalten haben [12]. Dies wurde in der sehr sorgfältig durchgeführten Studie von Cocconi et al. [50] besonders deutlich gezeigt. Sie verglichen CMF (Cyclophosphamid, Methotrexat, 5-Fluorouracil) und Tamoxifen bei postmenopausalen Patientinnen mit CMF allein. Patientinnen aber, die primär oder sekundär auf CMF allein resistent waren, erhielten dann die Kombination der gleichen Polychemotherapie mit Tamoxifen. Sie konnten somit zeigen, daß während der ersten Auswertungsphase CMF + Tamoxifen eine statistisch signifikant höhere Remissionsrate als die Chemotherapie allein aufwiesen: später erlebten aber ca. 30% der CMF-Patientinnen eine erneute Tumorregression unter CMF + Tamoxifen. Schlußendlich war dann die Überlebenszeit der Patientinnen, die zuerst nur eine Chemotherapie erhalten haben, länger (statistisch nicht signifikant) als diejenige der Frauen, die von Anfang an die Kombination Chemo/Hormonotherapie bekommen hatten. Die meisten Studien wie auch die unserige zeigen nur einen eher marginalen Überlebensvorteil zugunsten der primären Kombination beider Thera-

Tabelle 4. Studienplan

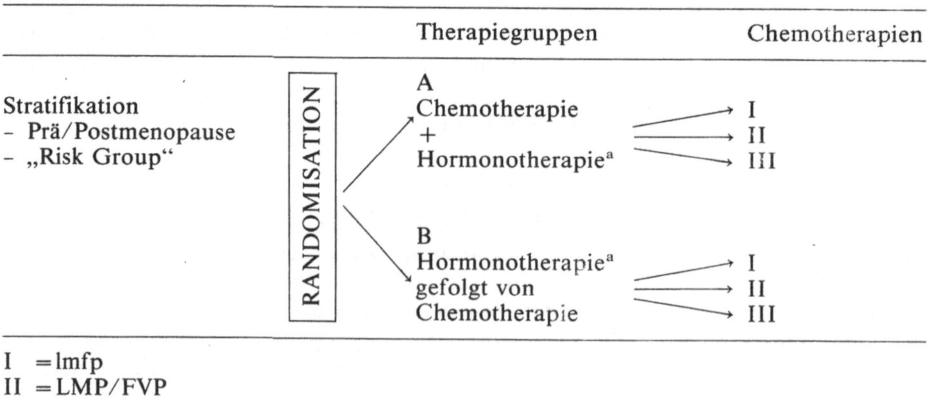

		Therapiegruppen	Chemotherapien
Stratifikation - Prä/Postmenopause - „Risk Group"	RANDOMISATION	A Chemotherapie + Hormonotherapie[a]	→ I → II → III
		B Hormonotherapie[a] gefolgt von Chemotherapie	→ I → II → III

I = lmfp
II = LMP/FVP
III = LMPF alterniert mit ADM
[a] Prämenopause = Ovarektomie, Postmenopause = Tamoxifen

piemodalitäten [11]. Dadurch wurde die Fragestellung unserer nächsten Studie (SAKK 2/75) nur noch aufgewertet. Hier widmeten wir uns der folgenden Frage: ist es besser, die Polychemotherapie primär mit einer endokrinen Behandlung zu kombinieren, oder soll die zytostatische Therapie erst dann eingesetzt werden, wenn der Mißerfolg der Hormonotherapie feststeht? Gleichzeitig wollten wir die Frage der notwendigen Intensität der primären Chemotherapie überprüfen. Wir sahen deswegen in unserem Studienplan den randomisierten Vergleich dreier verschiedenen Polychemotherapien vor: einer „milden", einer „Standard"- und einer „maximalen" zytostatischen Behandlung. Auf den Vergleich dieser drei Chemotherapien wird hier nicht eingegangen, da er in Kürze in extenso erscheinen wird [58]. Tabelle 4 zeigt den allgemeinen Studienplan. Zwischen September und Dezember 1980 wurden 464 Patientinnen mit progredientem, meßbarem Mammakarzinom, die weder chemotherapeutisch noch hormonell vorbehandelt wurden, in diese Studie aufgenommen. Am 15. Februar 1981 waren 406 Patientinnen mit einer mittleren Beobachtungszeit von rund 3 Jahren auswertbar. Die Patientinnen wurden aufgrund der Metastasenlokalisation und des freien Intervalles zwischen Mastektomie und Feststellung der Metastasierung in eine "low-risk"- und eine "high-risk"-Gruppe unterteilt.

In der Gruppe A erhielten die Patientinnen von Anfang an eine Polychemotherapie kombiniert mit einer endokrinen Behandlung. Diese bestand für Patientinnen vor der Menopause in der Ovarektomie, für postmenopausale Patientinnen in Gabe von Tamoxifen. In der Gruppe B wurde dagegen zuerst nur die entsprechende Hormonotherapie durchgeführt. Mit der Polychemotherapie wurde erst 6-8 Wochen später begonnen, *jedoch nur,* wenn die meßbare Tumormasse bis zu diesem Zeitpunkt nicht abgenommen hatte. War dies der Fall, so wurde die zytostatische Behandlung erst bei einer erneuten Progression der meßbaren Tumorkriterien eingesetzt.

Von den 406 auswertbaren Fällen wurden 207 Patientinnen in Gruppe A (gleichzeitige Chemo- und Hormonotherapie) und 199 in Gruppe B (sequentielle Chemotherapie) randomisiert. Zwischen A und B konnten wir keine Unterschiede in der Remissionsrate finden. Die Abbildungen 1 und 2 zeigen die Überlebenskurven für die prä- und postmenopausalen Patientinnen. Bei den prämenopausalen beträgt die mediane Überlebenszeit 35,3 Monate in der Therapiegruppe A und 21,0 Monate in der Therapiegruppe B ($p=0.29$). Bei den Patientinnen in Postmenopause betragen die Werte 23,7 Monate für A, 27,5 Monate für B ($p=0.17$). Abbildung 3 zeigt den Einfluß des Therapieresultates im Gesamtkrankengut: Patientinnen mit einer partiellen Remission leben durchschnittlich etwas mehr als 41 Monate, während progrediente Fälle durchschnittlich weniger als 7 Monate überleben. Die mediane Überlebenszeit beträgt 21 Monate für Frauen, bei denen nur ein Tumorstillstand festgestellt wurde.

Im gesamten Patientengut ergab die Korrelation der medianen Überlebenszeit mit der Risikogruppe, dem freien Intervall, der Metastasenlokalisation und der Zahl der befallenen Organe statistisch signifikante Unterschiede unter den verschiedenen Untergruppen. Als Beispiel sollen auf Abbildungen 4 und 5 die signifikanten Einflüsse der Metastasenlokalisation und der Zahl der befallenen

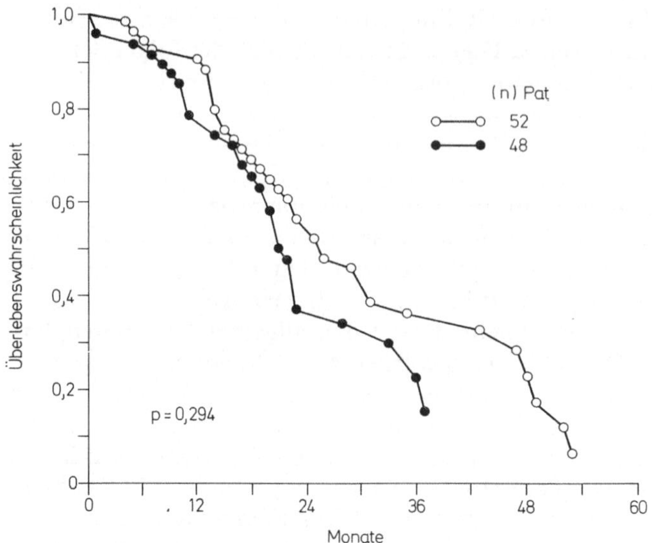

Abb. 1. Überlebenskurven für prämenopausale Patientinnen in der Therapiegruppe A (gleichzeitige Hormono/Chemotherapie, ○—○) und Therapiegruppe B (sequentielle Chemotherapie, ●—●)

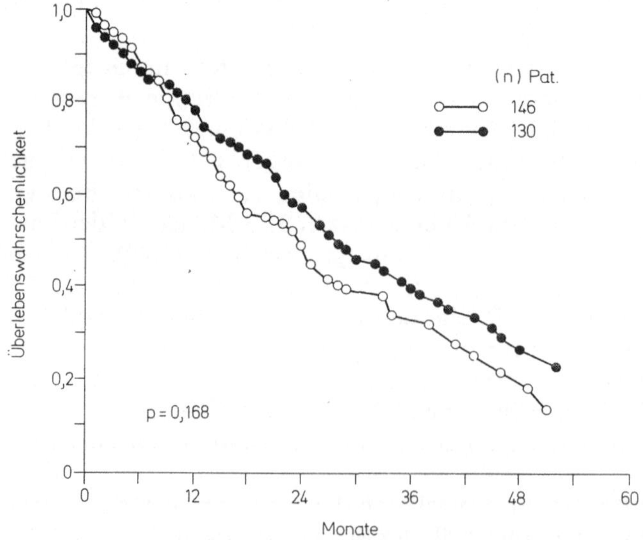

Abb. 2. Überlebenskurven für postmenopausale Patientinnen in der Therapiegruppe A (gleichzeitige Hormono/Chemotherapie, (○—○) und Therapiegruppe B (sequentielle Chemotherapie, (●—●)

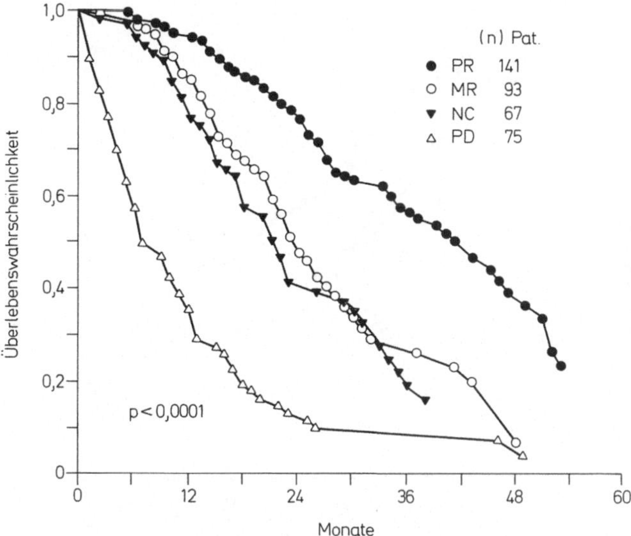

Abb. 3. Überlebenskurven nach Therapieresultat

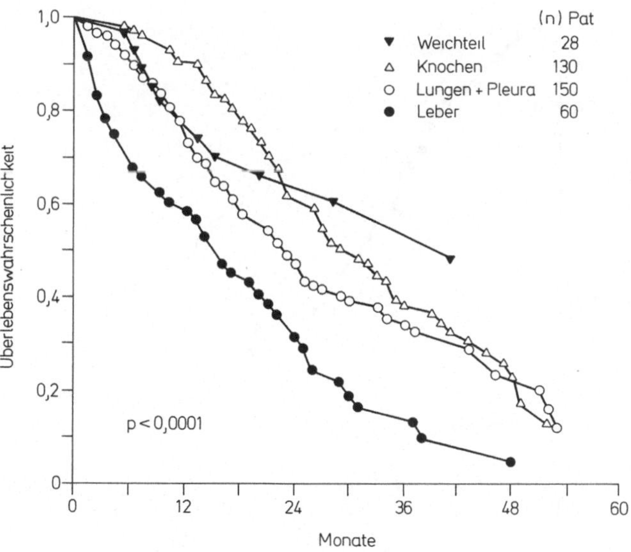

Abb. 4. Überlebenskurven nach der dominanten Läsion

Organe auf das Überleben dargestellt werden. Korreliert man aber diese Ergebnisse mit den beiden Therapiegruppen A und B, so findet man fast keine statistisch signifikante Unterschiede. Immerhin ist in „günstigen" Fällen fast durchwegs eine Tendenz sichtbar, mit der Therapiemodalität B länger zu leben.

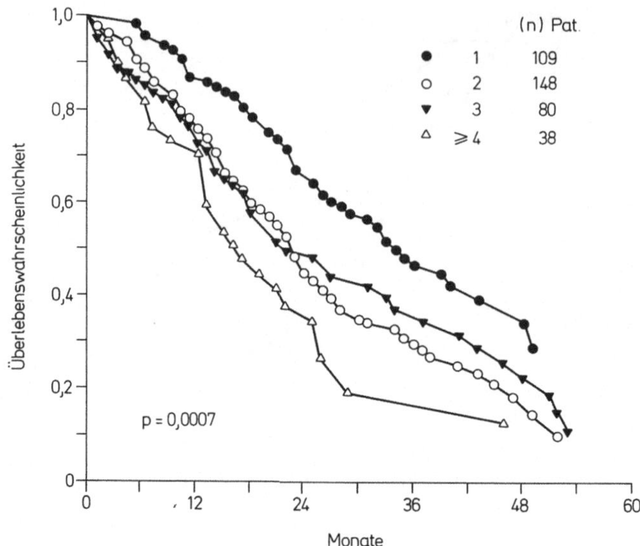

Abb. 5. Überlebenskurven nach Anzahl der Läsionen

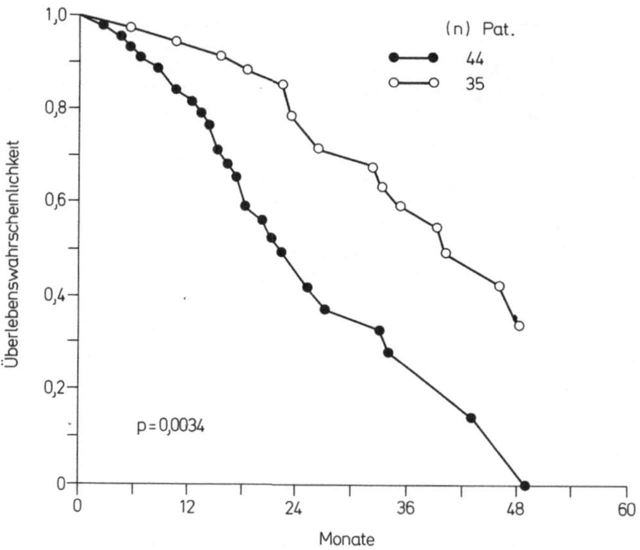

Abb. 6. Überlebenskurven für postmenopausale low-risk Patientinnen in der Therapiegruppe A (●—●) + B (○—○)

In „ungünstigen" Situationen (Lebermetastasen, multiple Läsionen, kurzes freies Intervall, "high-risk") scheint sich dagegen der gleichzeitige Einsatz von Chemo- und Hormonotherapie besser zu bewähren.

Eine multifaktorielle Analyse dieser Kollektive ergibt nur bei 2 Untergruppen eine statistisch signifikante Differenz. Frauen zwischen 40 und 45 Jahren überleben länger mit der gleichzeitigen Hormono/Chemotherapie ($p = 0.045$). Viel wesentlicher ist der Unterschied in der zweiten Gruppe: postmenopausale "low-risk"-Patientinnen überleben durchschnittlich 22 Monate mit einer gleichzeitigen Hormono/Chemotherapie, 40 Monate dagegen mit dem sequentiellen Einsatz der Chemotherapie (Abbildung 6).

Als Haupterkenntnisse dieser umfangreichen Studie, die in extenso publiziert wird [58], können wir bezüglich der Fragestellung „gleichzeitige oder sequentielle Hormono/Chemotherapie" folgendes aufführen:

1. Bei den meisten prämenopausalen Patientinnen, vor allem bei solchen mit einer aggressiven Erkrankung, ist der gleichzeitige Einsatz einer endokrinen Behandlung mit einer aggressiven Polychemotherapie indiziert.
2. Bei den meisten postmenopausalen Patientinnen, vor allem bei solchen mit einer weniger aggressiven Krankheit, ist primär eine alleinige endokrine Behandlung indiziert. Für eine spätere Chemotherapie sollten aufgrund unserer Resultate in dieser Studie vor allem mildere Schemata eingesetzt werden.
3. Der Erfolg einer vorausgehenden Hormonotherapie hat für die später zum Einsatz kommende Polychemotherapie eine prognostische Bedeutung.

Wir danken Frl. Olga Kraitrova für die Vorbereitung des Manuskriptes

Literatur

1. Cooper RG (1969) Combination chemotherapy in hormone resistant breast cancer. Proc Am Assoc Cancer Res 10:15
2. Brunner KW, Sonntag RW, Martz G, Senn HJ, Obrecht P, Alberto P (1975) A controlled study in the use of combined drug therapy for metastatic breast cancer. Cancer 36:1208–1219
3. Carter SK (1976) Chemotherapy of breast cancer: current status. In: Heuson JC, Mattheiem WH, Rozencweig M (eds) Breast cancer: trends in research and treatment. Raven, New York, pp 193–215
4. Carbone PP, Davis TE (1978) Medical treatment for advanced breast cancer. Semin Oncol 5:417–427
5. Henderson IC, Canellos GP (1980) Cancer of the breast. The past decade. N Engl J Med 302:17–30, 78–90
6. Legha S, Buzdar AU, Smith TL et al. (1979) Complete remissions in metastatic breast cancer treated with combination drug therapy. Ann Intern Med 91:847–852
7. Nervi C, Arcongeli G, Concolino F, Cortese M (1979) Prolonged survival with postirradiation adjuvant chemotherapy in stage IV breast cancer. In: Jones SE, Salmon SE (eds) Adjuvant therapy of cancer, II. Grune & Stratton, New York, pp 311–318
8. Buzdar AU, Blumenschein G, Montague E et al. (1982) Regional consolidation therapy following systemic chemotherapy in metastatic breast cancer. Proc ASCO 1:74
9. Tormey DC, Kline J, Davis TE et al. (1981) Short term intensive chemo-hormonotherapy in metastatic breast cancer. Proc Am Soc Clin Oncol 22:445
10. Vogel C, Lefante J, East D et al. (1981) Cyclophosphamide, adriamycin and 5-fluorouracil alternating with a cycle-active regimen in metastatic breast cancer. A randomized southeastern cancer study group trial. Proc Am Soc Clin Oncol 22:439

11. Brunner KW, Sonntag RW, Alberto P et al. (1977) Combined chemo- and hormonal therapy in advanced breast cancer. Cancer 39:2923–2933
12. Carter SK (1981) The interpretation of trials: combined hormonal therapy and chemotherapy in disseminated breast cancer. Breast Cancer Res Treat 1:43–52
13. McGuire WL (1978) Hormone receptors: their role in predicting prognosis and response to endocrine therapy. Semin Oncol 5:428–433
14. Manni A, Arafah B, Pearson OH (1980) Estrogen and progesterone receptors in the prediction of response of breast cancer to endocrine therapy. Cancer 46:2838–2841
15. McCarthy K, Barton TK, Fetter BF et al. (1980) Correlation of estrogen and progesterone receptors with histologic differentiation in mammary carcinoma. Cancer 46:2851–2858
16. Parl FF, Wagner RK (1980) The istopathological evaluation of human breast cancers in correlation with estrogen receptor values. Cancer 46:362–367
17. Silvestrini R, Daidone MG, Di Fronzo G (1979) Relationship between proliferative activity and estrogen receptors in breast cancer. Cancer 44:665–670
18. Bertuzzi A, Daidone MG, Di Fronzo G, Silvestrini R (1981) Relationship among estrogen receptors, proliferative activity and menopausal status in breast cancer. Breast Cancer Res Treat 1:253–262
19. Dao TL, Sinha DK, Nemoto T, Patel J (1982) Effect of estrogen and progesterone on cellular replication of human breast tumors. Cancer Res 42:359–362
20. Jungi WF, Alberto P, Wagenknecht L, Cavalli F, Martz G, Brunner KW (1978) Antiöstrogene. Eine neue endokrine Behandlungsmöglichkeit beim metastasierenden Mammakarzinom. Erfahrungen der SAKK mit Tamoxifen. Schweiz Med Wochenschr 108:1317–1321
21. Patterson JS, Battersby LA (1980) Tamoxifen: An overview of recent studies in the field of oncology. Cancer Treat Rep 64:775–778
22. Ingle JN, Ahmann DL, Green SJ et al. (1981) Randomized clinical trial of diethylstilbestrol versus Tamoxifen in postmenopausal women with advanced breast cancer. N Engl J Med 304:16–21
23. Beex L, Pieters G, Smals A, Koenders A, Benraad T, Kloppenborg P (1981) Tamoxifen versus ethinyl estradiol in the treatment of postmenopausel women with advanced breast cancer. Cancer Treat Rep 65:179–185
24. Fabian C, Sternson L, Barnett M (1980) Clinical pharmacology of tamoxifen in patients with breast cancer: Comparison of traditional and loading dose schedules. Cancer Treat Rep 64:765–773
25. Jordan VC, Rowsby L, Dix CJ et al. (1978) Dose-related effects of nonsternoidal antiestrogens and oestrogens on the measurement of cytoplasmic oestrogen receptors in the rat and mouse uterus. J Endocrinol 78:71–81
26. Pritchard KI, Thomson DB, Meakin JW et al. (1981) The role of Tamoxifen in premenopausal women with metastatic carcinoma of the breast. Ann Update Proc AACR ASCO 22:436
27. Hoogstraten B (1982) The role of Tamoxifen in predicting response to ovarian ablation in patients with recurrent breast cancer. Proc ASCO 1:72
28. Patterson JS (1981) Clinical aspects and development of antioestrogen therapy: a review of the endocrine effects of Tamoxifen in animals and man. J Endocrinol 89:67–75
29. Santen RJ (1981) Suppression of oestrogens with Aminoglutethimide and Hydrocortisone (medical adrenalectomy) as treatment of advanced breast carcinoma: a review. Breast Cancer Res Treat 1:183–202
30. Santen RJ, Wells SA (1980) The use of aminoglutethimide in the treatment of patients with metastatic carcinoma of the breast. Cancer 46:1066–1074
31. Santen RJ, Worgul TJ, Samojlik E et al. (1981) A randomised trial comparing surgical adrenalectomy with aminoglutethimide plus hydrocortisone in women with advanced breast cancer. N Engl J Med 305:545–551
32. Rieche K (1981) Aminoglutethimid bei hormon- und zytostatikaresistentem metastasierendem Mammakarzinom. Dtsch Med Wochenschr 106:40, 1296–1300

33. Smith IE, Harris AL, Morgan M et al. (1981) Tamoxifen versus aminoglutethimide in advanced breast carcinoma: a randomised cross-over trial. Br Med J 283:1432–1434
34. Harvey HA, Lipton A, White DS et al. (1982) cross-over comparison of Tamoxifen and Aminoglutethimide in advanced breast cancer. Proc ASCO 1:79
35. entfällt
36. Ross MB, Buzdar AU, Blumenschein GR (1982) Treatment of advanced breast cancer with megestrol acetate after therapy with tamoxifen. Cancer 49:413–417
37. Klaassen DJ, Rapp EE, Hirte WE (1976) Response to medroxyprogesterone acetate (NSC 26386) as a secondary hormone therapy for metastatic breast cancer in postmenopausal women. Cancer Treat Rep 60:251
38. Muggia FM, Cassileth PA, Ochoa M Jr, Flatow FA, Gellhorn A, Hyman GA (1968) Treatment of breast cancer with medroxyprogesterone acetate. Ann Intern Med 68:328
39. Pannuti F, Martoni A, Lenaz CR, Piana E, Nanni P (1978) A possible new approach to the treatment of metastatic breast cancer: massive doses of medroxyprogesterone acetate. Cancer Treat Rep 62:504
40. Robustelli Della Cuna G, Calciati A, Bernardo Strada MR, Bumma C, Campio L (1978) High doses medroxyprogesterone acetate (MPA) treatment in metastatic carcinoma of the breast: A dose response evaluation. Tumori 64:143
41. Castiglione M, Cavalli F (1980) Ergebnisse einer Pilotstudie mit hochdosiertem Medroxyprogesteron-Azetat in der Behandlung des metastasierenden Mammakarzinoms. Schweiz Med Wochenschr 110:1073–1076
42. Stewart JS, King RJ, Steiner R et al. (1982) The value of repeating steroid receptor analysis in the endocrine treatment of breast cancer. Proc ASCO 1:74
43. Tamassia V, Ganzina F, Isetta A et al. (im Druck) Pharmacokinetic approach to the selection of dose schedules of Medroxyprogesterone acetate in clinical oncology. Cancer Chemother Pharmacol
44. Kaplan E, Campana A, Andor J, Varini M, Cavalli F, Eppenberger U (im Druck) Endocrinologic evaluation during the treatment of patients with advanced breast cancer with MPA. Oncology
45. Mouridsen HT, Ellemann K, Mattsson W et al. (1979) Therapeutic effect of Tamoxifen versus Tamoxifen combined with Medroxyprogesterone acetate in advanced breast cancer in postmenopausal women. Cancer Treat Rep 63:171
46. Smith IE, Harris AL, Morgan MW et al. (1982) Tamoxifen versus Aminoglutethimide versus combination TAM + AG in advanced breast carcinoma. Proc ASCO 1:87
47. Pellegrini A, Massida B, Mascha V et al. (1981) Ethinyl estradiol and Medroxyprogesterone treatment in advanced breast cancer: A pilot study. Cancer Treat Rep 65:135–136
48. Namer M, Lalanne C, Beaulieu EE (1980) Increase of progesterone receptors by Tamoxifen as a hormonal challenge test in breast cancer. Cancer Res 40:1750
49. Segaloff A, Cuningham M, Rice BF, Weeth JB (1967) Hormonal therapy in cancer of the breast. XXIV. Effect of corticosterone or medroxyprogesterone acetate on clinical course of hormonal excretion. Cancer 20:1673
50. Cocconi G, De Lisi V, Boni C et al. (im Druck) Chemotherapy versus combination of chemotherapy and endocrine therapy in advanced breast cancer. A prospective randomized study. Cancer
51. Link H, Rückle H, Waller HD, Wilms K (1981) Kombinierte Chemo-Antiöstrogen-Therapie beim metastasierten Mammakarzinom: eine randomisierte Vergleichsstudie zwischen AVC und AVC plus Tamoxifen. Dtsch Med Wochenschr 106:1260
52. Brunner KW, Sonntag RW, Alberto P, Senn HJ, Martz G, Obrecht P, Maurice P (1977) Combined chemo- and hormonal therapy in advanced breast cancer. Cancer 39:2923–2933
53. Rubens RD, Begent RHJ, Knight RK, Sexton SA, Hayward JL (1978) Combined cytotoxic and progestogen therapy for advanced breast cancer. Cancer 42:1680–1686

54. Tormey DC, Falkson H, Falkson G, Davis TE (1978) Evaluation of chemotherapy ± tamoxifen in breast cancer. Proc AACR 19:34
55. Lloyd RE, Jones SE, Salmon SE (1979) Comparative trial of lowdose adriamycin plus cyclophosphamide with or without additive hormonal therapy in advanced breast cancer. Cancer 43:60–65
56. Kiang DT, Frenning DH, Gay J, Goldman AI, Kennedy BJ (1981) Combination therapy of hormone and cytotoxic agents in advanced breast cancer. Cancer 47:452–456
57. Arraztoa J, Ramirez J (1981) Chemotherapy with and without hormonal manipulations in the treatment of advanced breast cancer. A collaborative study of the Wisconsin Clinical Cancer Center and the Chilean Cooperative Group. Proc AACR 22:435
58. Cavalli F, Beer M, Martz G et al. (1982) Gleichzeitige oder sequentielle Hormono/Chemotherapie sowie Vergleich verschiedener Polychemotherapien in der Behandlung des metastasierenden Mammakarzinoms. Schweiz Med Wochenschr 112:774–783

Strahlentherapie des fortgeschrittenen Mammakarzinoms

H.-B. MAKOSKI

Der Stellenwert der *radiologisch-onkologischen Behandlung des Mammakarzinoms* ist abhängig vom Stadium der Erkrankung. Für den fortgeschrittenen Brustdrüsenkrebs gibt es zahlreiche Bestrahlungsindikationen (Abb. 1). Es handelt sich meistens um Behandlungen aus palliativer Intention, wobei nicht zuletzt durch die Integration von operativen Behandlungsmöglichkeiten, der Hormon- und der Chemotherapie sowie der Radiotherapie langfristige Besserungen zu erzielen sind [47].
Der Meinung von Nagel und Wander [35] ist zuzustimmen:
„Angesichts vieler guter Teilerfolge ist die Behandlung des Mammakarzinoms etwas vom Dankbarsten und Sinnvollsten in der Onkologie".
Dies gilt auch für die Radiotherapie.
Der *natürliche Ablauf* des unbehandelten Mammakarzinoms läßt sich gut erklären durch die Untersuchung von Bloom an 250 Patienten des Middlesex Hospitals, London von 1964:
Nur 18% der Patienten lebten noch 5 Jahre. Der überwiegende Anteil der Patienten hatte bei der Aufnahme ein fortgeschrittenes Mammakarzinom, 97% in das Stadium III und IV der Manchester-Klassifikation fallend [4].
In Ergänzung zur Chemotherapie bzw. Hormontherapie sollen die wesentlichen Möglichkeiten der Radiotherapie erörtert werden, wie sie bei dem lokal fortgeschrittenen und generalisierten Mammakarzinom zu fordern sind. Technische Einzelheiten würden den Rahmen dieser Ausführungen sprengen, es bedarf lediglich des Hinweises, daß auch für die *Palliativtherapie* die Anwendung der Megavolttherapie obligat ist. Die palliative Therapie ist abzugrenzen von der symptomatischen Therapie ohne das Ziel einer Langzeitwirkung.
Für die *Indikation zur Strahlentherapie* empfiehlt sich eine pragmatische Einteilung des fortgeschrittenen Brustdrüsenkrebses, die Haagensen'sche Einteilung vereinfachend [22]:
Fortgeschrittenes Mammakarzinom
a) Lokal fortgeschritten
b) Rezidivierend
c) Metastatisch

An die palliative Strahlentherapie sind dieselben Anforderungen zu stellen wie an die kurative Strahlentherapie - von der Indikationsstellung über die Planung, Feldkontrolle, Einzelbestrahlung bis zur Dokumentation und Nachsorge. Frühere Strahlenbehandlungen stellen oft große Probleme für die erforderliche Palliativtherapie dar, auch voraufgegangene radikale Operationen oder

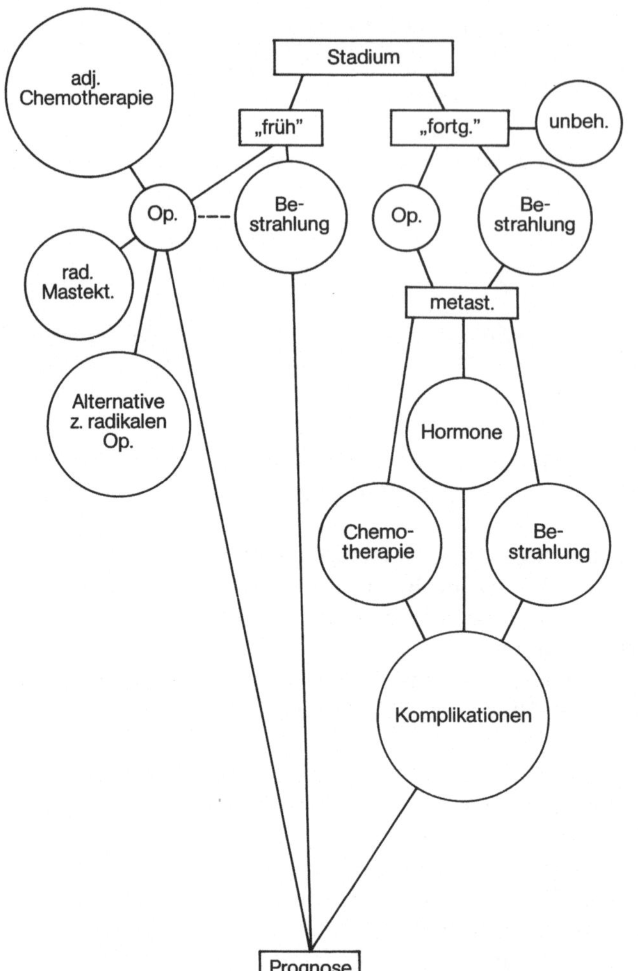

Abb. 1. Stellung der Radiotherapie bei der Behandlung des Mammakarzinoms

die zytostatische Chemotherapie. Die Möglichkeit der Bestrahlung mit schnellen Elektronen mit begrenzter Reichweite hilft oft in schwierigen Situationen, damit das gesunde Gewebe geschont werden kann. Bei Thoraxwandrezidiven ist auch eine Kombination von locker ionisierenden Strahlen mit lokaler Hyperthermie zu diskutieren [8, 9, 12, 13, 17, 34, 42, 43, 45].

Etwa 50% der Patientinnen bekommen Fernmetastasen trotz intensiver Behandlung des Primärtumors und der Lymphabflußwege mit Operation und Bestrahlung innerhalb 5 Jahren [45]. Bei etwa 20% der Patienten mit rezidivierenden oder metastatischen Erkrankungen ist das Skelett befallen [47].

Beim fortgeschrittenen Mammakarzinom gibt es mehrere Situationen, bei denen eine suffiziente Strahlentherapie erwünscht ist. Diese können durch einen schlechteren Wirkungsgrad der voraufgegangenen Zytostatika bedingt sein (so bei Knochenmetastasen, Hirnmetastasen), auf einem Versagen der Chemotherapie beruhen oder bei starken Schmerzen notwendig werden [12, 33, 43].

Die palliative Strahlentherapie soll

a) *Symptome lindern:* Schmerzen, Absonderungen, Blutungen.

b) *Ein Tumorwachstum abbremsen,* um Symptomen infolge eines erhöhten Tumordrucks wie bei einer drohenden Querschnittslähmung oder einer oberen Einflußstauung zuvorzukommen.

Eine effektive Palliation wird erreicht durch Abwägen mehrerer Faktoren:

a) Zeitliche Belastung für den Patienten

b) Behandlungsmöglichkeiten

c) Vorhandenes Personal

Die Lebensquantität kann durch die Behandlungen nur in bescheidenem Maße beeinflußt werden, allerdings kann die Lebensqualität deutlich verbessert werden. Die Ziele der palliativen Behandlung sind klar: Den Patienten möglichst in einem lebenswerten Zustand zu erhalten. Im Idealfall sollte dies schnell erreicht werden. Die zwei alternativen Strategien [25], welche in die Überlegung einzubeziehen sind, sind eine aggressive Maximalbehandlung und eine Minimalbehandlung zur Symptomerleichterung. Eine Minimalbehandlung beabsichtigt dabei auch eine nahezu vollständige Entlastung für den Patienten, wird wahrscheinlich aber jeweils von kürzerer Symptomfreiheit gefolgt sein und bedarf bei einem großen Teil der Patienten einer erneuten Therapie. Da die Gewebetoleranz oftmals nicht erreicht ist, besteht noch die Möglichkeit für eine erneute Intervention. Wenn die bestrahlten gesunden Nachbargewebe hohe Einzeldosen zulassen, ist sicherlich ein ökonomisches Verfahren in der Kurzzeitbestrahlung gegeben [24]. Die extreme Form hierzu ist die Halbkörperbestrahlung [16, 41, 44].

Der Einsatz der Radiotherapie für eine *ablative Hormontherapie* ist an einigen Zentren üblich: Während es keine radiotherapeutische Alternative zur Adrenalektomie gibt, ist der Hypophysektomie eine Spickung der Hypophysengrube, z. B. mit 90 Yttrium-Seeds oder -Schrauben zu diskutieren [15, 18, 50].

Die Ansprechrate für prämenopausale Frauen, welche östrogenrezeptor-positives Gewebe haben, auf die endokrine Behandlung wird mit etwa 46% angegeben. Eine ähnlich hohe Ansprechrate wurde für die Kastration gefunden: Median der Überlebenszeit 41,4 Monate gegenüber 21 Monate ohne Ansprechen. Operative und radiotherapeutische Kastration erzeugen vergleichbare Erfolge. Ein Beispiel für zahlreiche ist die randomisierte Studie von Nissen-Meyer [38]. Allerdings hat die operative Kastration den Vorteil des sofortigen Effekts und zusätzlich der Oberbauchinspektion sowie der histologischen Untersuchung der Eierstöcke [27, 49].

Die Eierstockbestrahlung bietet als Vorteil den Verzicht auf einen operativen Eingriff und die Narkose. Allerdings dauert es im allgemeinen 6–8 Wochen länger, um den Effekt der Suppression der Bildung der Eierstockshormone zu erkennen. Auf jeden Fall ist die Kastrationsbestrahlung nur dann effektvoll, wenn bei genügender Feldgröße die Dosis ausreichend ist, z. B. 2×5 Gy, 4×4 Gy oder $10 \times 2,4$ Gy. Bei hochdosierten Einzelfraktionen ist mit vermehrten Darmreaktionen (Diarrhoe) zu rechnen. Die Verbesserung der Prognose durch die Ausschaltung der Restfunktion der Eierstöcke, wie sie 1967 von Nissen-Meyer beschrieben wurde, ist anderweitig nicht bestätigt worden. Nach Maisin treten sogar 7% mehr Knochenmetastasen nach einer Kastration ein. Auch

Bond beschreibt eine Reduktion der 3-Jahres-Überlebensrate nach Kastration von 60% auf 52,9% aller Fälle, von 64,1% auf 58,2% in den Stadien I und II [45].

Das *inflammatorische Mammakarzinom* wird immer wieder verkannt: Entzündete Krebse ohne mikroskopische Durchdringung der Hautlymphgefäße sind keine inflammatorischen Mammakarzinome.
Klinische Symptome sind obligat: Erythem, Hitze, Oedem und Orangenhaut. Wegen der oberflächlichen Tumorinfiltration sollte bei der Radiotherapie der hautsparende Effekt der Megavoltstrahlen vermieden werden, z. B. durch die Verwendung eines Bolus. Nach Bruckman [8] ist für eine örtliche Tumorkontrolle die Herddosis 60 Gy erforderlich.
Barker und Montague [1] haben bei dem Vergleich der einfachen Mastektomie mit Bestrahlung und einer ausschließlichen Strahlentherapie einen wesentlich besseren Effekt gegenüber einer Strahlenbehandlung mit Kobaltgammastrahlen oder 250 kV-Röntgenstrahlen erreicht.
Eine zytostatische Chemotherapie vor der Strahlentherapie erbrachte bei der letzten Arbeitsgruppe keine Verbesserung der lokoregionären Kontrollen oder einer Reduktion der Metastasierungsrate, aber eine Verzögerung der Metastasenentwicklung.
Aufgrund dieser Erfahrung ist eine Operation außer einer Biopsie kontraindiziert [17]. Eine einfache Mastektomie kann sich oftmals nach der Tumorkontrolle anschließen [34].

Primärtumoren können ebenfalls palliativ bestrahlt werden. Wenn mindestens 6 Monate Überlebenszeit erwartet werden können, ist eine volle Bestrahlungsserie sinnvoll. Ulcerierte primäre Brustkrebse können abheilen oder sich verkleinern, axilläre oder supraklavikuläre Lymphknoten können vernichtet oder verkleinert werden [42].

Rezidive an der Thoraxwand müssen unterschieden werden in [34, 42, 43]
a) solitäre Knötchen an der Narbe
b) Lymphangiosis cutis carcinomatosa
c) Rezidive in den regionären Lymphknoten

Hautmetastasen lassen sich gut mit Nahbestrahlungsgeräten behandeln in Anlehnung an die Richtlinien der Hautkarzinombestrahlung. Jedoch wird vielfach die subkutane oder intrakutane Ausdehnung der Metastasen unterschätzt, so daß immer wieder Randrezidive auftreten. Hierzu ist wie bei der Mykosis fungoides bei therapierefraktären intra- und subkutanen Metastasen zu überlegen, rechtzeitig eine großfeldrige Strahlenbehandlung von Haut und Unterhaut auszuführen mit schnellen Elektronen in Form der Schalenbestrahlung (Abb. 2). Die Ausdehnung des Befalls reicht oftmals bis zu den Leisten nach unten und bis zur oberen Halshaut nach oben [3, 36, 37].
Auch durch eine adjuvante zytostatische Chemotherapie ist das Auftreten *lokaler Rezidive* an der Thoraxwand im Narbenbereich nicht unwahrscheinlich geworden.
Die Radiotherapie nach einer Chemotherapie hat die Risikoorgane zu berücksichtigen, z. B. auch die Lungen oder das Herz.

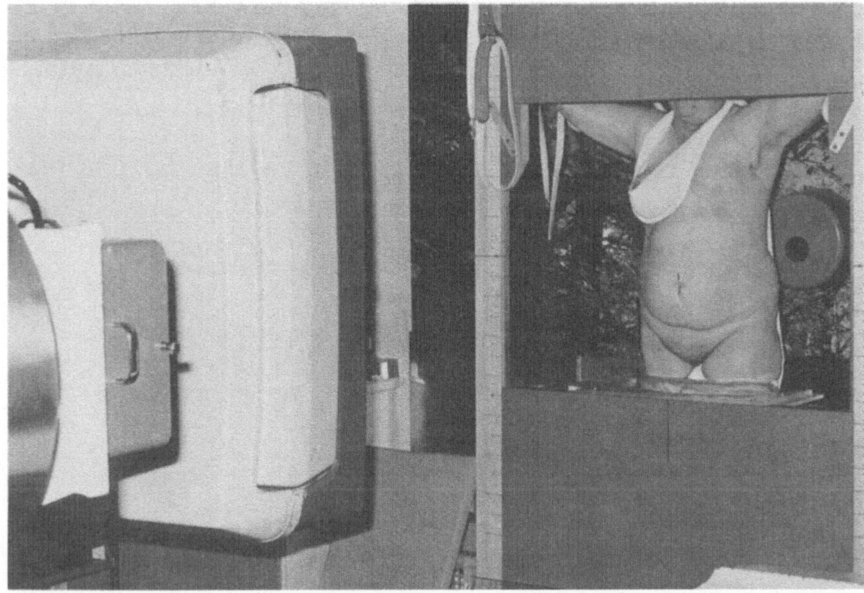

Abb. 2. Duisburger Technik der Elektronenschalenbestrahlung

Bei *lokalen Rezidiven* nach postoperativer Strahlentherapie sind mit schnellen Elektronen von Grenzenergien zwischen 7 und 10 MeV auch bei einer Vorbelastung von 40–50 Gy weitere 40–50 Gy mit akzeptablen Begleitreaktionen des gesunden Gewebes einstrahlbar [14, 30].
Patienten mit supraklavikulärem oder axillärem Lymphknotenbefall mit Einbeziehung des *Plexus brachialis* benötigen 65–70 Gy Zielvolumendosis in 7 Wochen. Dabei müssen die Nervenwurzeln von C 5 - T 2 im Bestrahlungsvolumen enthalten sein. Nur 50% der Patienten erfahren eine deutliche Schmerzlinderung durch die Radiotherapie [33].

Bei *rezidivierenden Lymphknotenmetastasen* läßt sich eine Palliation mit einer Einzeldosis von z. B. 12,5 Gy oder von 40 Gy in 10 Tagen auf ein kleinbegrenztes Gebiet erreichen, aber grundsätzlich bedarf es zu einer nennenswerten Wachstumsverhinderung einer Dosis von 50 Gy in 5 Wochen mit weiterer Dosisaufsättigung.

Knochenmetastasen sind die häufigste Absiedlung des Mammakarzinoms (etwa 20% der Patientinnen mit Rezidiv oder metastatischem Befall), sie sind aber nicht das Finalstadium der Erkrankung. 40% der Patientinnen überleben 4–10 Jahre [2, 47]. Die Strahlentherapie ist daher sehr bedeutsam, denn sie führt bis zu 90% zu einer Schmerzlinderung und 80% zu einer Stabilisierung vormals progredienter Metastasen. Eine Heilung osteolytischer Herde wird in der Hälfte der Fälle erreicht. Es ist notwendig, die Kranken in körperlicher Bewegung zu halten, obgleich sie Metastasen oder Frakturen aufweisen. Osteosynthesen in Kombination mit der Bestrahlung sind notwendig, wenn Frakturen an gewichtstragenden Knochen bestehen [33]. Während die Verbesserung des Allgemeinzustandes so günstig ausfällt, schwanken die objektiven Ansprechraten zwischen 15% [47] und 75% [19] (Abb. 3-5, Tabelle 1).

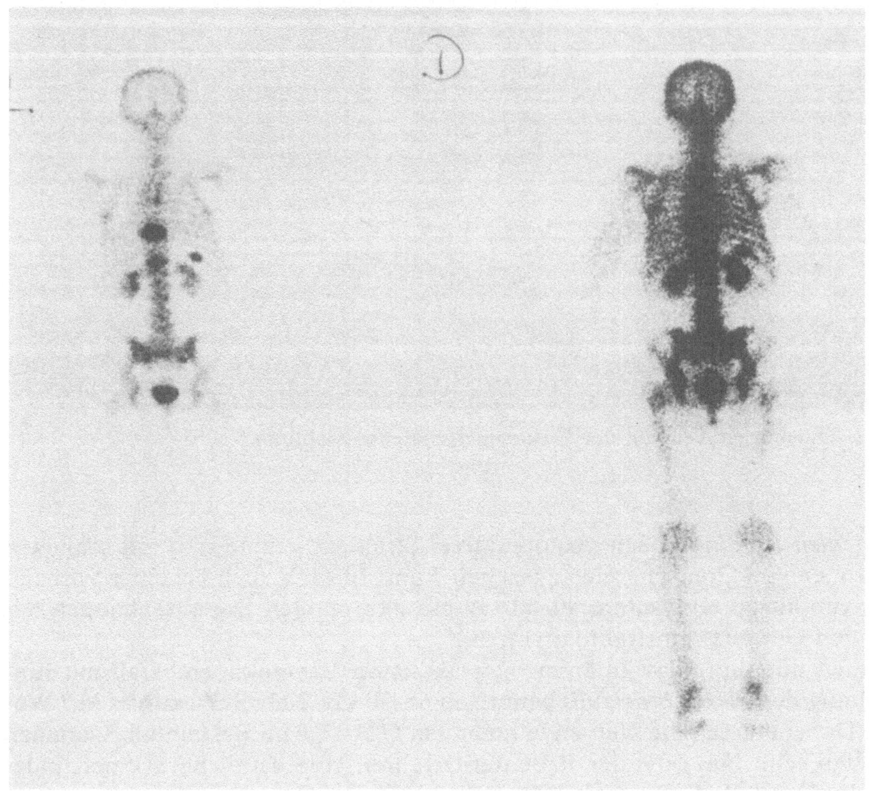

Abb. 3. Szintigraphischer Nachweis von Knochenmetastasen

Knochenherde sind an sich noch keine absolute Indikation für die Radiotherapie, sondern zusätzliche Erschwernisse wie Schmerzen oder Fortschreiten der Erkrankung. Osteoplastische Metastasen sind Zeichen für eine günstige Reaktion des Knochens auf den Tumor, eine Bestrahlung ist nur sinnvoll bei Osteolysen. Bei einer generellen Ausdehnung muß systemisch mit Chemo- oder Hormontherapie behandelt werden, die Radiotherapie hat dann ihre Bedeutung an den Stellen der Not. Andererseits gibt es die Möglichkeit der Halbkörperbestrahlung [16, 41, 44]. Es ist immer wünschenswert, die Behandlungszeit kurz zu gestalten, so daß sie nicht einen unverhältnismäßig hohen Anteil des Restlebens des Patienten ausmacht; wenn der Patient weit von der Behandlungsstelle entfernt wohnt oder wenn die Erkrankung fortgeschritten ist und sehr starke Schmerzen verursacht, wird eine Einzelbestrahlung adäquat sein.

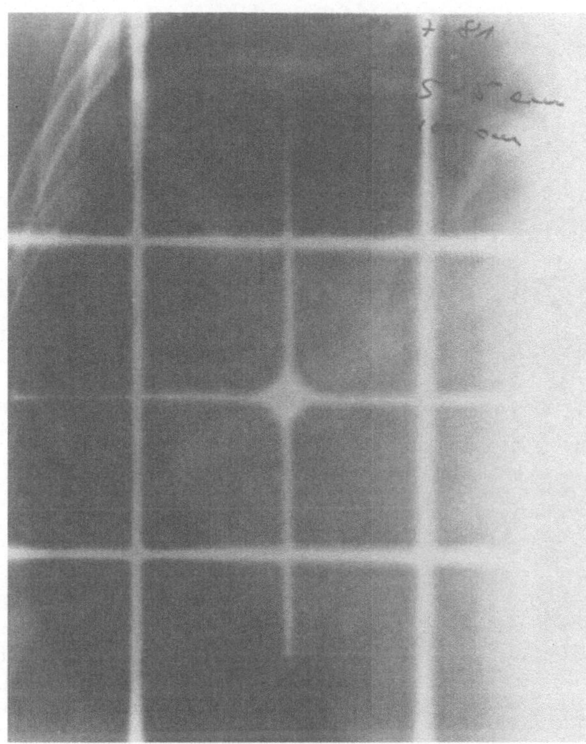

Abb. 4. Bestrahlungsfeld für die Rippenmetastase (s. [3])

Z. B. reichen 12 Gy für eine kurzfristige Linderung. Behandlung auf ein kleines Tumorvolumen wird in 1 Woche gegeben, auf größere Volumina hin 2 Wochen [33]. Verbleibt mehr Zeit, so ist eine längerfristige Palliation durch eine Herddosis von 30–40 Gy in 2–3 Wochen [43] zu empfehlen.

Eine Rekalzifizierung tritt dann in 3–6 Monaten ein. Die Felder sollen dabei allerdings benachbarte Knochenstrukturen großzügig einschließen. Auch hier-

Tabelle 1. Verteilung bestrahlter Regionen bei 125 Patientinnen mit Skelettmetastasen des Mammakarzinoms nach Bessler

Brustwirbelsäule	91
Lendenwirbelsäule	84
Hüftgelenke	84
Röhrenknochen	71
Becken	66
Rippen	43
Halswirbelsäule	36
Kreuzbein	32
Schultergürtel, Brustbein	29
Schädel	5
Gesamtzahl bestrahlter Herde	541

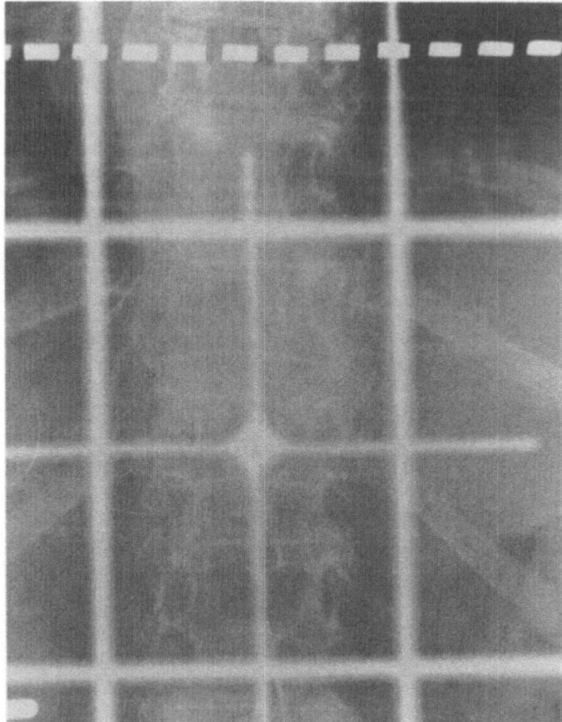

Abb. 5. Bestrahlungsplanungsaufnahme für die unteren Wirbelsäulenmetastasen [3] mit Kennzeichnung der Untergrenze des vorbestrahlten Wirbelsäulenabschnitts

bei gilt, daß Megavoltmethoden am besten geeignet sind, kritische Organe auszusparen. Darüberhinaus ist der haut- und unterhautschonende Effekt mit einer guten Tiefendosis eine wesentliche Erleichterung für die Bestrahlungsplanung. Lediglich bei bettlägerigen Patienten rechtfertigt sich noch die Behandlung mit konventioneller Röntgenstrahlung [2].

Die Wirksamkeit der Strahlentherapie bei Knochenmetastasen ist überprüfbar:

1) Durch Verbesserung oder Verschwinden von Knochenschmerzen.
2) Röntgenologische Veränderungen.
3) Szintigraphische Befundbesserung [2, 11]

ad 1) Eine Besserung tritt oft nicht ein,
 a) wenn paraossäres Tumorgewebe Nervengewebe infiltriert oder komprimiert,
 b) wenn Frakturen der Wirbelsäule starke statische Beschwerden hervorrufen. (Tabelle 2)

Rezidive können durchaus erneut bestrahlt werden, wenn sie später als 1 Jahr nach Erstbehandlung auftreten. Die meisten Rezidive finden sich an der Wirbelsäule, Hüfte, Röhrenknochen, nicht jedoch an Schädel, Schultergürtel oder Rippen.

Systematische Erfolgsstatistiken stehen nur in geringem Maße zur Verfügung zur Beurteilung der radiologisch-onkologischen Behandlung von Knochenme-

Tabelle 2. Effektivität der Strahlenbehandlung von Skelettmetastasen nach Bessler

Knochenschmerzen	vollständige Besserung	75%
	teilweise Besserung	20%
	unbeeinflußt	5%
Röntgenbild	Stillstand einer vormals progressiven Metastasierung	80%
	Kalkeinlagerung (nach 4 bis 6 Monaten)	50%
Knochenszintigramm	verminderte Aufnahme der radioaktiven Testsubstanz	80%

tastasen. Lediglich Bessler in Winterthur kann über 125 Patienten aus dem Jahre 1960–1975 berichten: Die durchschnittliche Überlebenszeit betrug 1½ Jahre, die maximale 9,6 Jahre nach Therapiebeginn. 60% der Pat. starben im ersten Jahr, 29 Pat. nach 2 und 3 Jahren. Nur 4 Pat. erlebten das 6.–10. Jahr. 109 der 125 Pat. hatten Metastasen zusätzlich an der Lunge, Pleura oder Leber. Von diesen starben die meisten Pat. im ersten Jahr.

Aus der Verteilung der Häufigkeit der Metastasen im Achsenskelett ergibt sich eine wesentliche Indikation, nämlich die Bestrahlung von Wirbelkörperosteolysen oder Wirbelkörperzusammenbrüchen mit *drohendem Querschnittssyndrom.* Oftmals ist eine Paraplegie das Leitsymptom für die Metastasierung und führt zur Krankenhauseinweisung. Eine operative Dekompression ist bei frischer kompletter Querschnittslähmung durch einen Wirbelkörperzusammenbruch eine absolute Indikation. Die Entlastung innerhalb weniger Stunden ist für die Rückbildung der Symptome Bedingung. Bei erst beginnender Parese ist durch die Strahlentherapie eine Stabilisierung des Knochens und Rückbildung der neurologischen Symptomatik zu erwarten. Zur Erzielung der Symptomfreiheit reicht daher oft die Radiotherapie, sofern keine massive Wirbelkörperkompression vorliegt.

Wenn ein Querschnittssyndrom ohne sichtbare Knochenveränderung vorliegt, so beruht dies auf *intrathekalem Tumorwachstum,* hierzu ist eine Operation oder Bestrahlung indiziert. Es kann sich allerdings auch um ein Tumorwachstum in den Nervenwurzeln handeln, hierfür bietet sich lediglich die Radiotherapie an. Die Lokalisation des Strahlenfeldes ist nach den neurologischen Ausfällen vorzunehmen. Eine Strahlenbehandlung mit einem direkten dorsalen Feld bei einer Dosis von 30 Gy in 2 Wochen ist erforderlich. Ein Befall der *Meningen* findet sich bei 5% der Patienten mit metastasierendem Mammakarzinom [52]. Es ist dabei abzuwägen zwischen einer ausschließlichen Behandlung mit Methotrexat und einer Behandlung kombiniert Methotrexat und Strahlenbehandlung mit 30–40 Gy in 2 Wochen. Neuere Berichte geben an, daß bei 6 von 7 Pat., d. h. 85%, ein Meningealbefall kontrolliert werden konnte mit einer medianen Überlebenszeit von 22 Wochen.

Hirnmetastasen stellen neben den Knochenmetastasen die wesentliche Indikation zur Radiotherapie des fortgeschrittenen Mammakarzinoms dar. Insbesondere seit der Einführung der Computertomographie lassen sich die Lokalisation der Tumoren und die therapeutischen Effekte gut überprüfen. Hochdosierte Corticosteroidgaben vor der Bestrahlung und langsam abfallend nach der Bestrahlung sind hilfreich. Für Pat. mit einer noch bedeutenden Lebenserwartung, d. h. jene Pat. ohne Metastasen in lebenswichtigen Organen, wie Lungen oder Leber, ist es empfehlenswert, 40 Gy in 4 Wochen auf das gesamte Gehirn einzustrahlen und zusätzlich 10 Gy auf die befallene Region zu geben. Kürzere Fraktionierungen mit 30 Gy in 2 Wochen oder 20 Gy in 5 Tagen führen bereits zu einer deutlichen Besserung der Symptome durch die Hirnmetastasen für im Mittel 4–6 Monate [24]. 80% der Pat. mit Hirnmetastasen bleiben jedoch nicht symptomfrei nach der hochfraktionierten Strahlentherapie, so daß eine Anzahl von ihnen einer weiteren Radiotherapie bedarf [6, 20, 29, 39, 51]. Bei vorsichtigerer Fraktionierung zeigen 80% der Pat. ein deutliches Ansprechen.

Die Wahrscheinlichkeit, daß bei Nachweis einer Hirnmetastase multiple Herde vorhanden sind, ist groß. Daher sollte das ganze Hirn bestrahlt werden. Die Planung hat zu berücksichtigen, daß nicht die Frontallappen oder vor allem die vorderen Anteile der Temporallappen ausgespart werden. Auch bei der Hirnbestrahlung ist eine individuelle Planung daher angezeigt (Abb. 6).

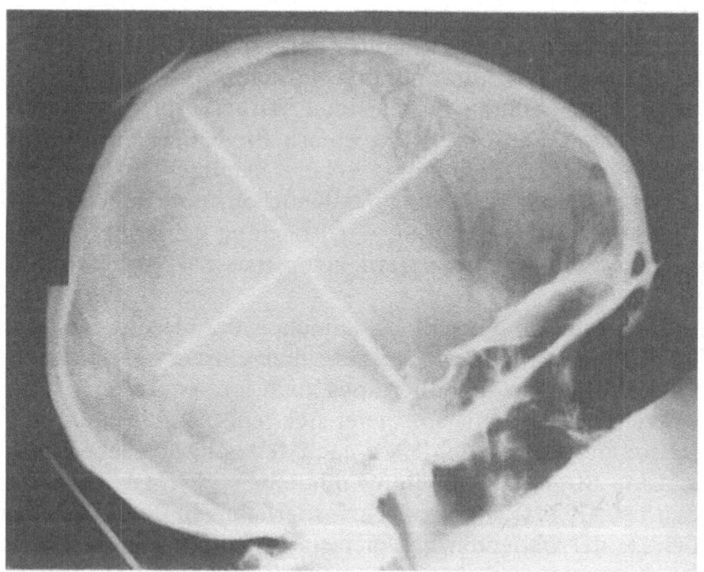

Abb. 6. Planungsaufnahme für die Ganzhirnbestrahlung mit 10 MeV-Bremsstrahlung

Metastasen in der *Orbita* [33] lassen sich über ein direktes temporales Feld mit 30 Gy in 2 Wochen effektiv bestrahlen. Auch hier hat die Computertomographie wesentlich dazu beigetragen, die Tumorlokalisation genau zu erkennen. Es besteht somit die Möglichkeit, zusätzlich zur augenärztlichen Untersuchung den retro-orbitalen Raum abzuklären.

Eine nicht ganz seltene Manifestation von Metastasen des Mammakarzinoms, vielfach die einzig faßbare Metastase, befindet sich in der *Retina bzw. in der Chorioidea.* Hier ist in der Regel [7, 10, 23, 26, 32] eine gute Besserung des Sehvermögens und eine auch sichtbare Tumorvernichtung durch 40–45 Gy Herddosis zu erreichen. Die kleinfeldrige Bestrahlung unter Ausblendung der Linse ist unter Anwendung von Linearbeschleunigern sehr gut durchzuführen (Abb. 7).

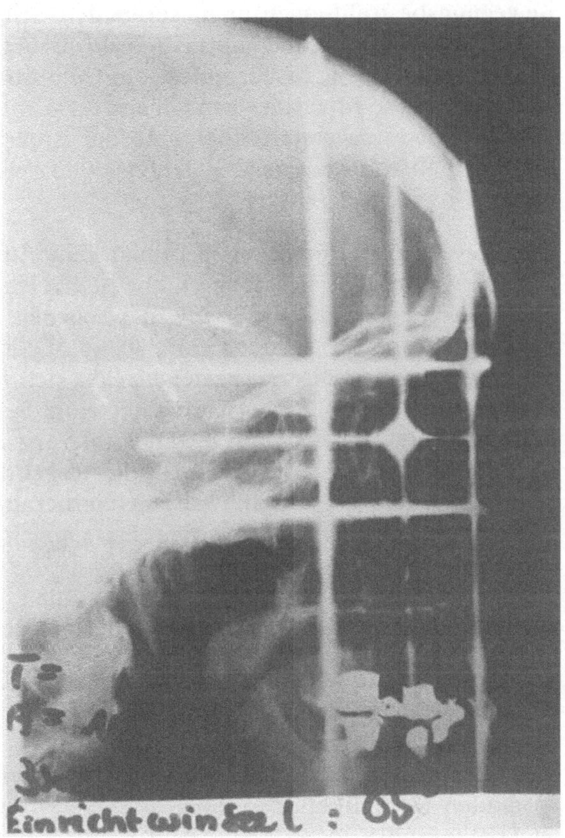

Abb. 7. Planungsaufnahme für die Aderhautbestrahlung mit 10 MeV-Bremsstrahlung (Kippwinkel 5°)

Es sollte jedoch bei der klinischen Untersuchung nicht nur der augenärztliche Befund erfaßt werden, sondern auch die Möglichkeit der Computertomographie des Hirnschädels ergriffen werden. Eigene Erfahrungen mit Nachweis von Hirnmetastasen bestätigen diese Erfordernis.

Intrathorakale Metastasen mit Obstruktion des Oesophagus und/oder einer oberen Einflußstauung infolge einer mediastinalen Metastasierung lassen sich durch die Strahlentherapie mit z.B. 30 Gy Herddosis in 10 Fraktionen über 2 parallel opponierende Felder durchaus bessern. Auch größere isolierte Lungenmetastasen sind – sofern eine operative Behandlung nicht in Frage kommt – in Kombination mit der systemischen Therapie bestrahlbar. Hierbei ist die Toleranzdosis des Lungengewebes in Rechnung zu stellen.

Pleuraergüsse treten häufig bei Pat. mit metastasierendem Mammakarzinom auf: 66% auf derselben Seite der Mastektomie, 22% auf der anderen Seite, 10% bilateral [47, 53]. Sie verursachen Kompressionserscheinungen und müssen daher punktiert werden. Es ist nicht empfehlenswert, eine perkutane Strahlentherapie bei Pleuraergüssen auszuführen, auch nicht wenn der Nachweis von Metastasen gelingt. Denn die Lungenfibrosierung läßt sich auch mit komplizierten Bewegungsbestrahlungen nicht vermeiden. Hingegen ist die intrakavitäre Radionuklidtherapie, früher mit 198-Gold, heute mit 90-Yttrium oder 32-Phosphor zu empfehlen. Insbesondere sind die Strahlenqualitäten des 90-Yttrium wegen größerer Metastasen mit mehr als 5 mm Durchmesser günstig. In 40–70% kommt es zu einem Stagnieren der Ergüsse oder zu einer Reduktion infolge der Nuklidtherapie. Ein Unterschied zwischen Transsudaten und Exsudaten wird nicht gesehen [50].

Eine *Lebermetastasierung* stellt primär keine Indikation zur Radiotherapie dar, da eine wesentliche Besserung nicht zu erreichen ist ohne Überschreitung der Strahlentoleranz mit etwa 30 Gy in 3 Wochen. Eine radiogene Hepatitis ist in der Regel keine Alternative [5, 33, 40, 46]. Da bei einer vergrößerten Leber oft extreme Kapselschmerzen bestehen, läßt sich hieraus eine Indikation zur Radiotherapie ableiten. Beide Nieren liegen im Bestrahlungsfeld, wenn das Organ beidseits vergrößert ist. Die Strahlentoleranz der Nieren muß berücksichtigt werden. Mindestens eine Niere (in der Regel die linke) soll nach 18 Gy abgeschirmt werden. Bei Pat. mit Adriamycintherapie sollte das Herz auch aus dem Zielvolumen ausgeblendet werden. Ein guter Palliativeffekt mit Schmerzlinderung bis zu 90% wird berichtet.
Eine weitere Indikation zur Strahlentherapie ergibt sich bei *Metastasen des Leberhilus*. Hier ist eine kurzzeitige Linderung der Cholostase zu erwarten [28].

Da in den meisten Fällen eine systemische Therapie beim metastasierenden Mammakarzinom durchgeführt wird, ist die *Toxizität der Strahlen- und Chemotherapie* zu berücksichtigen.
Bei der Strahlentoxizität unterscheiden wir zwischen
1) akuten Komplikationen und
2) Spätkomplikationen.
Akute Komplikationen betreffen schnell wachsendes normales Gewebe. Sie haben einen früheren Beginn und weisen eine unterschiedliche Dauer mit spontaner Besserung auf. Spätkomplikationen beruhen hauptsächlich auf Veränderungen im vaskularisierten Bindegewebe. Sie betreffen langsam proliferierendes Gewebe und können ein Versagen unterschiedlicher Organe bewirken: Hepatitis, Myelitis, Hirnnekrosen, Nephritis, Pneumonitis, Perikarditis. Diese Spätkomplikationen sind im Prinzip dosisabhängig; sie können bei Überschreiten der Toleranzdosen auftreten und werden Monate oder Jahre nach Beendigung der Bestrahlung bemerkt werden [48].

Medikamente, welche die Strahleneffekte potenzieren können, tragen ebenso zu der Spätmorbidität der Strahlenbehandlung bei. Die Toxizität des Normalgewebes und die Komplikationen können durch die Anwendung sowohl von Strahlen- als auch Chemotherapie verschlimmert werden. Dosismodifikationen einer Behandlungsmodalität oder beider Modalitäten können notwendig werden, um derartige Effekte zu verhindern. Aber wenn modifiziert wird, kann der erwünschte kombinierte Tumorzelltod behindert werden. Dieses Problem benötigt eine enge Zusammenarbeit und Kommunikation zwischen dem Strahlentherapeuten und dem internistischen Onkologen. In Frage kommen Reaktionen wie eine Mukositis, Oesophagitis, Hautreaktionen und eine Zystitits sowie eine Knochenmarksuppression. Hinzuweisen ist auf Organe wie Lungen oder Nieren, an denen eine medikamentenabhängige verstärkte Strahlenreaktion auftreten kann.

So sind folgende Drogen u.a. zu berücksichtigen:
Actinomycin-D mit verstärkten Hautreaktionen,
Bleomycin mit einer Mukositis oder Lungenfibrosen,
Methotrexat mit einer Leukencephalopathie,
Adriblastin mit der vermehrten Hautreaktion,
dem sogen. Recall-Phänomen oder einer Oesophagitis [21].

Von Phillips und Fu wurden die kritischen Organe in 2 Klassen eingeteilt:
Klasse I: Knochenmark, Herz, Lungen, Leber, Niere, Magen, Dünndarm, Hirn, Rückenmark.
Klasse II: Mundschleimhaut, Oesophagus, Speicheldrüsen, Gonaden, Knorpel, Knochen, Blase, Lymphbahnen, Blutgefäße, Muskulatur. Diese Organe sind erforderlich für ein normales Leben, Beeinträchtigungen sind nicht lebensbedrohlich.

Bei früheren Bestrahlungen der Brustwirbelsäule unter Mitbeteiligung der Speiseröhre ist die Dosis in der Speiseröhre von der verwendeten Technik abhängig. Wenn Adriblastin anschließend gegeben wird, kann eine Oesophagitis

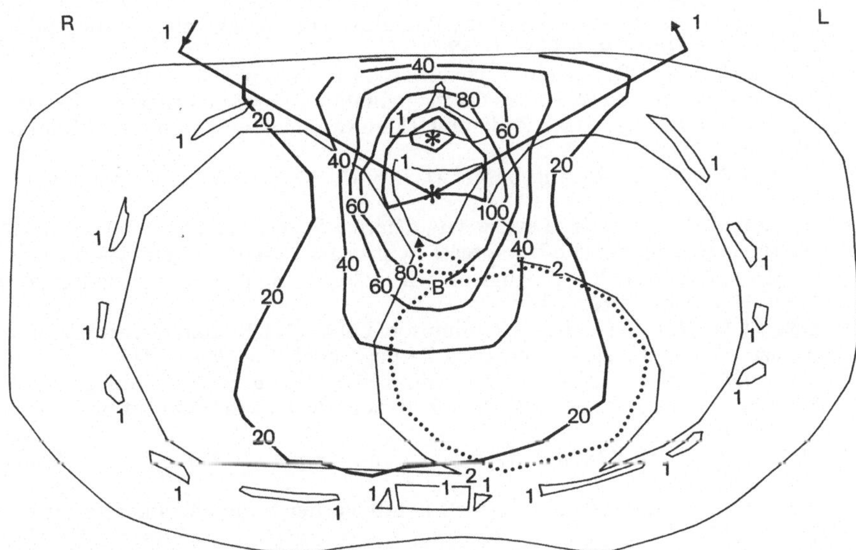

Abb. 8. Bestrahlung der Wirbelsäule mit Rotationstechnik. Feldgröße 6×12 cm^2, Fokus-Isozentrum-Abstand 100 cm, Energie X 10 MeV

schon auftreten bei so niedrigen Dosen wie 5 Gy. Dieses Recall-Phänomen kann bei jeder Adriblastingabe wieder auftreten. Bei höheren Strahlendosen sind Strikturen des Oesophagus möglich. Als Konsequenz muß die Strahlendosis im Oesophagus minimal gehalten werden, z. B. durch eine Bewegungsbestrahlung (Abb. 8).
So eingeschränkt die Möglichkeiten der Radiotherapie beim fortgeschrittenen Mammakarzinom oftmals scheinen, so überraschend sind die Ergebnisse der subjektiven Besserung für die Patientinnen, verbunden mit einer sinnvollen Lebensverlängerung. Dennoch soll auch bei den heutigen technischen Möglichkeiten eine Aussage des Radiologen Glauner von 1949 nicht vergessen werden: „Nichts hat der Radiotherapie so sehr geschadet und sie so in Mißkredit bei vielen gebracht wie die wahllose, indikationslose und kritiklose Bestrahlung aller möglichen meist überhaupt inkurablen Kranken und ihrem Wesen nach zur Bestrahlung absolut ungeeigneter Krankheiten“.

Literatur

1. Barker JL, Montague ED, Peters LJ (1980) Clinical experience with irradiation of inflammatory carcinoma of the breast with and without elective chemotherapy. Cancer 45:625
2. Bessler WT (1977) Radiotherapy of metastatic breast cancer. In: Montague ACW, Stonesifer GL, Lewison EF (ed) Breast Cancer, Liss, New York, p 493
3. Bjärngard BE, Chen GTY, Piontek RW, Svensson GK (1977) Analysis of dose distributions in whole body superficial electron therapy. Int J Radiat Oncol Biol Phys 2:319
4. Bloom HJG (1964) The natural history of untreated breast cancer. Ann N Y Acad Sci 114:747
5. Borgelt BB, Gelber R, Brady LW, Griffin T, Hendrickson FR (1981) The palliation of hepatic metastases: results of the Radiation Therapy Oncology Group pilot study. Int J Radiat Oncol Biol Phys 7:587
6. Borgelt B, Gelber R, Larson M, Hendrickson F, Griffin T, Roth R (1981) Ultra-rapid high dose irradiation schedules for the palliation of brain metastases: final results of the first two studies by the Radiation Therapy Oncology Group. Int J Radiat Oncol Biol Phys 7:1633
7. Brady LW, Shields JA, Augsburger JJ, Day JL (1982) Malignant intraocular tumors. Cancer 49:578
8. Bruckman JE, Harris JR, Levene MB, Chaffey JT, Hellman S (1979) Results of treating stage III carcinoma of the breast by primary radiation therapy. Cancer 43:985
9. Carter S, Glatstein KE, Livingston RB (1982) Principles of cancer treatment. Mc Graw-Hill, New York, p 327
10. Chu FCH, Huh SH, Nisce LZ, Simpson LD (1977) Radiation therapy of choroid metastasis from breast cancer. Int J Radiat Oncol Biol Phys 2:273
11. Citrin DL, Bessent RG, Greig WR, Mc Kellar NJ, Furnival C, Blumgart LH (1975) The application of the 99 Tc^{m}-phosphate bone scan to the study of breast cancer. Br J Surg 62:201
12. Dold U, Sack H (1980) Praktische Tumortherapie, 2. Aufl. Thieme, Stuttgart, S 314
13. Du Mesnil de Rochemont R (1958) Lehrbuch der Strahlenheilkunde. Enke, Stuttgart, S 724
14. Elkort RJ, Kelly W, Mozden PJ, Feldman MI (1980) A combined treatment program for the management of locally recurrent breast cancer following chest wall irradiation. Cancer 46:647

15. Fiebelkorn H-J (1958) Die Strahlentherapie der bösartigen Geschwülste In: Du Mesnil de Rochemont R (Hrsg) Lehrbuch der Strahlenheilkunde. Enke, Stuttgart, S 730
16. Fitzpatrick PJ, Rider WD (1976) Half body radiotherapy. Int J Radiat Oncol Biol Phys 1:197
17. Fletcher GH (1980) Textbook of radiotherapy, 3rd edn. Lea & Febiger, Philadelphia, p 575
18. Forrest APM, Mc Fadyen J, Roberts MM, Stewart HJ, Sumerling M (1977) Yttrium implant for advanced breast cancer. In: Montague ACW, Stonesifer GL, Lewison EF (ed) Breast cancer. Liss, New York p 483
19. Garmatis CJ, Chu FGH (1978) The effectiveness of radiation therapy in the treatment of bone metastases from breast cancer. Radiology 126:235
20. Glanzmann C, Jutz P, Horst W (1976) Ergebnisse der Strahlentherapie bei Hirnmetastasen (118 Fälle). Strahlentherapie 152:352
21. Greco FA, Brereton HD, Kent H et al. (1976) Adriamycin and enhanced radiation reaction in normal esophagus and skin. Ann Intern Med 85:294
22. Haagensen CD (1974) The choice of treatment for operable carcinoma of the breast. Surgery 76:685
23. Heckemann R, Schmitt G (1978) Ergebnisse der Strahlentherapie metastatischer Orbitatumoren. Strahlentherapie 154:179
24. Hendrickson FR (1977) The optimum schedule for palliative radiotherapy for metastatic brain cancer. Int J Radiat Oncol Biol Phys 2:165
25. Hendrickson FR (1982) Strategy of palliative treatment. Int J Radiat Oncol Biol Phys 8:155
26. Kärcher KH, Heckenthaler W, Binder W, Dimopoulos J, Seits W (1971) Indikationen zur Strahlentherapie in der Ophthalmologie. Strahlentherapie 142:381
27. Kennedy BJ, Fortuny JE (1964) Therapeutic castration in the treatment of advanced breast cancer. Cancer 17:1197
28. Kopelson G, Chu AM, Doucette JA, Gunderson LL (1980) Extra-hepatic biliary tract metastases from breast cancer. Int J Radiat Oncol Biol Phys 6:497
29. Kurtz JM, Gelber R, Brady LW, Carella RJ, Cooper JS (1981) The palliation of brain metastases in a favorable patient population: a randomized clinical trial by the Radiation Therapy Oncology Group. Int J Radiat Oncol Biol Phys 7:891
30. Laramore GE, Griffin TW, Parker RG, Gerdes AJ (1978) The use of electron beams in treating local recurrences of breast cancer in previously irradiated fields. Cancer 41:991
31. Levene MB (1980) Moments of decision in breast cancer. Pergamon, Elmford New York
32. Maor M, Chan RC, Young SE (1970) Radiotherapy of choroidal metastases: breast cancer as primary site. Cancer 40:2081
33. Montague ED, Delclos L (1980) Palliative radiotherapy in the management of metastatic disease. In: Fletcher GH (ed) Textbook of radiotherapy. Lea & Febiger, Philadelphia, p 943
34. Moss WT, Brand WN, Battifora H (1979) Radiation oncology, 5th edn. Mosby, St. Louis, p 324
35. Nagel GA, Wander H-E (1981) Metastasierende Mammakarzinome. Dtsch Aerztebl 9:399
36. Nisce LZ, Poussin-Rosillo H, Kim JH, Kelley C, Chu FCH (1979) Subtotal-skin electron-beam therapy once a week for inflammatory breast carcinoma. Radiology 130:761
37. Nisce LZ, Safai B, Poussin-Rosillo H (1981) Once weekly total and subtotal skin electron beam therapy for Kaposi's sarcoma. Cancer 47:640
38. Nissen-Meyer R (1965) Statistical tests of the effect of primary ovarian irradiation and oophorectomy upon rates free of disease and crude survival rates. Acta Radiol [Suppl] 249:43
39. Paterson, AHG, Agarwal M, Lees A, Hanson J, Szafran O (1982) Brain metastases in breast cancer patients receiving adjuvant chemotherapy. Cancer 49:651

40. Prasad B, Lee M-S, Hendrickson FR (1977) Irradiation of hepatic metastases. Int J Radiat Oncol Biol Phys 2:129
41. Quasim MM (1981) Half body irradiation (HBI) in metastatic carcinomas. Clin Radiol 32:215
42. Regato JA del, Spjut HJ (1977) Cancer, 5th edn. Mosby, St. Louis, p 850
43. Sack H (1980) Strahlentherapie der malignen Tumoren: weibliche und männliche Mamma. In: Scherer E (Hrsg) Strahlentherapie - Radiologische Onkologie, 2. Aufl. Springer, Berlin Heidelberg New York, S 740
44. Salazar OM, Rubin P, Hendrickson FR et al. (1981) Single-dose half-body irradiation for the palliation of multiple bone metastases from solid tumors. Int J Radiat Oncol Biol Phys 7:773
45. Schmidt-Hermes H-J, Schmidt N (1973) Zur Behandlung des progredienten metastasierenden Mammakarzinoms. Strahlentherapie 145:264
46. Sherman DM, Weichselbaum R, Order SE, Cloud L, Trey C, Piro AJ (1978) Palliation of hepatic metastases. Cancer 41:2013
47. Smalley RV (1982) The management of disseminated breast cancer. In: Carter SK, Glatstein E, Livingston RB (eds) Principles of cancer treatment. Mc Graw-Hill, New York, p 327
48. Sokol GH, Maickel RP (1980) Radiation-drug interactions in the treatment of cancer. Wiley & Sons, New York, p 215
49. Stein J (1969) Surgical or irradiation castration for patients with advanced breast Cancer. Cancer 24:1350
50. Strötges MW (1979) Intrakavitäre Therapie In: Emrich D (Hrsg) Nuklearmedizin, Funktionsdiagnostik und Therapie, 2. Aufl. Thieme, Stuttgart, S 446
51. Trovo MG, Minatel E, Veronesi A et al. (1982) Radiotherapy of brain metastases: conventional versus concentrated treatment. Strahlentherapie 158:20
52. Wasserstrom WR, Glass JP, Posner JB (1982) Diagnosis and treatment of leptomeningeal metastases from solid tumors. Cancer 49:759
53. Weichselbaum R, Marck A, Hellman S (1977) Pathogenesis of pleural effusion in carcinoma of the breast. Int J Radiat Oncol Biol Phys 2:963

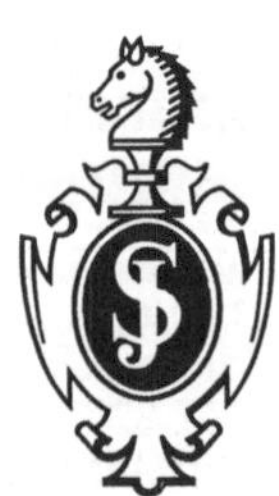